LABERINTOS Y SOPA DE LETRAS

Libro de actividades

Brain & health

Que los disfrutes!

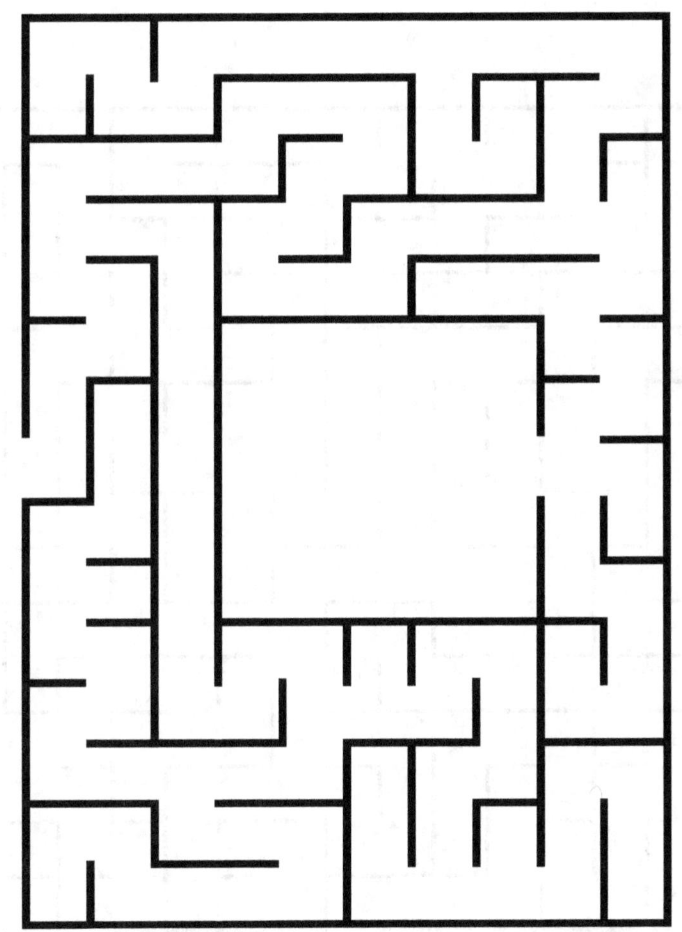

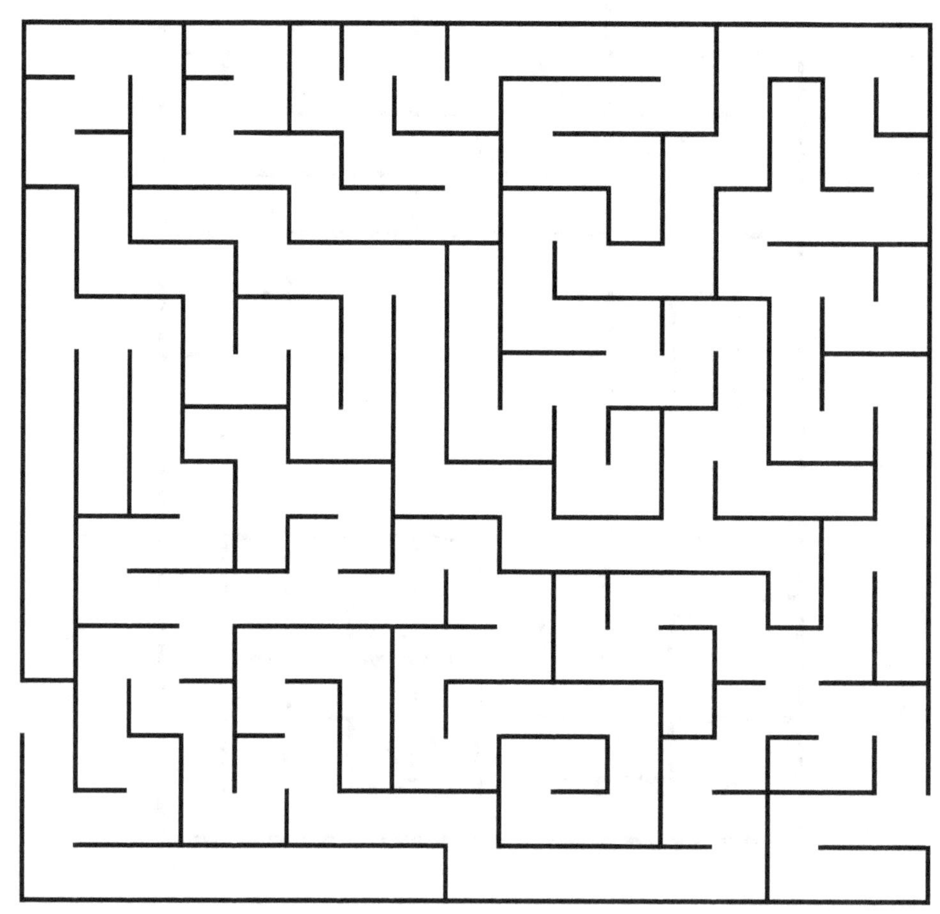

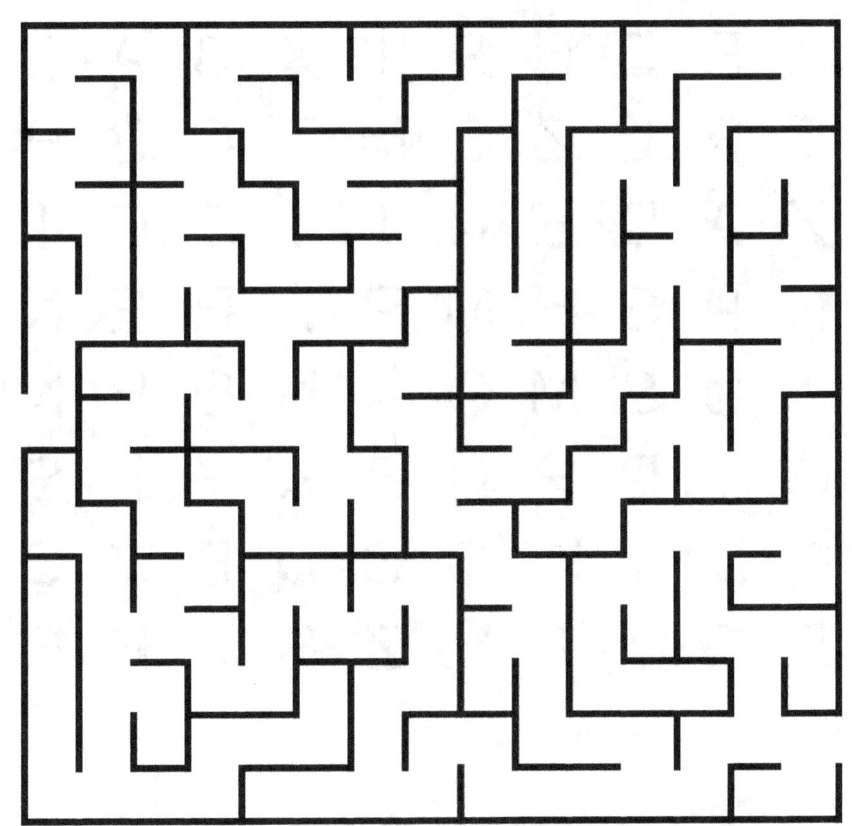

R K R M V R L B L J K R T G
E L T N D P Q W T C P V M M
T Y Y N D L Q N T L D N M Q
S L Z T B R B L U L R J W
M N C O Z X K B A E M L D T
A J A R G H P I X B A Q Y Z
H R T R L Z S M T C B R G B
J O X A D E N I I T C I D M
D S N P S H M P F R E N T K
P E I U S M O A N D H N A M
Z G O I D R N B K Y L S N B
Y M F M T W O C D E Y O D G
Z B D G J L V Z B J R R G M

parrot	mouse	rabbit
cat	fish	shrimp
kitten	hamster	pig
goldfish	cow	

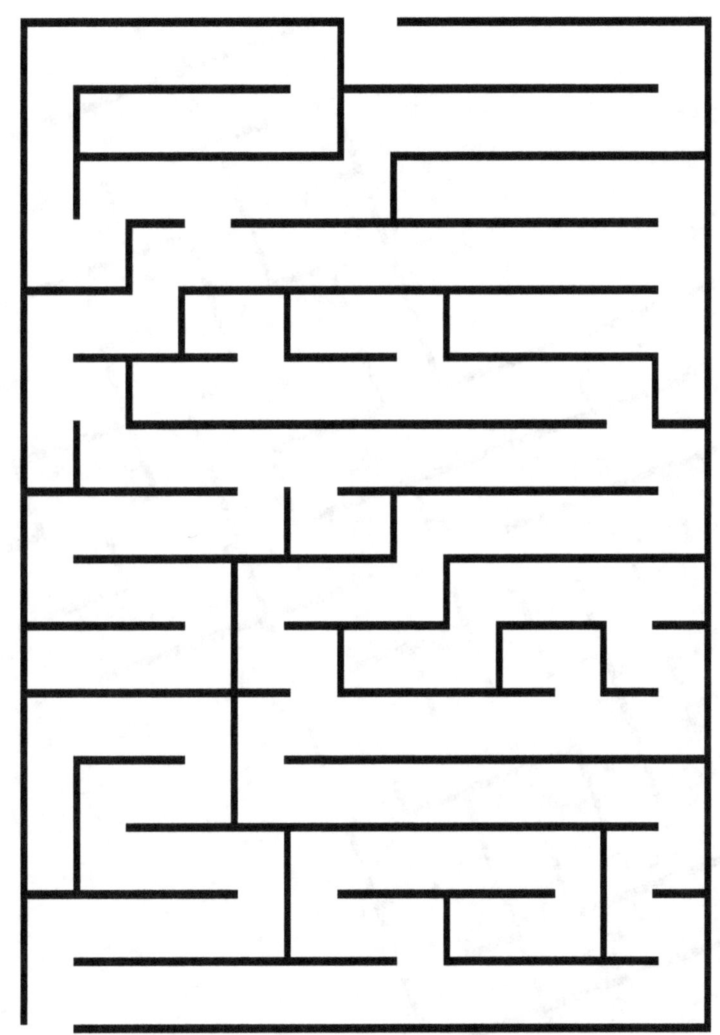

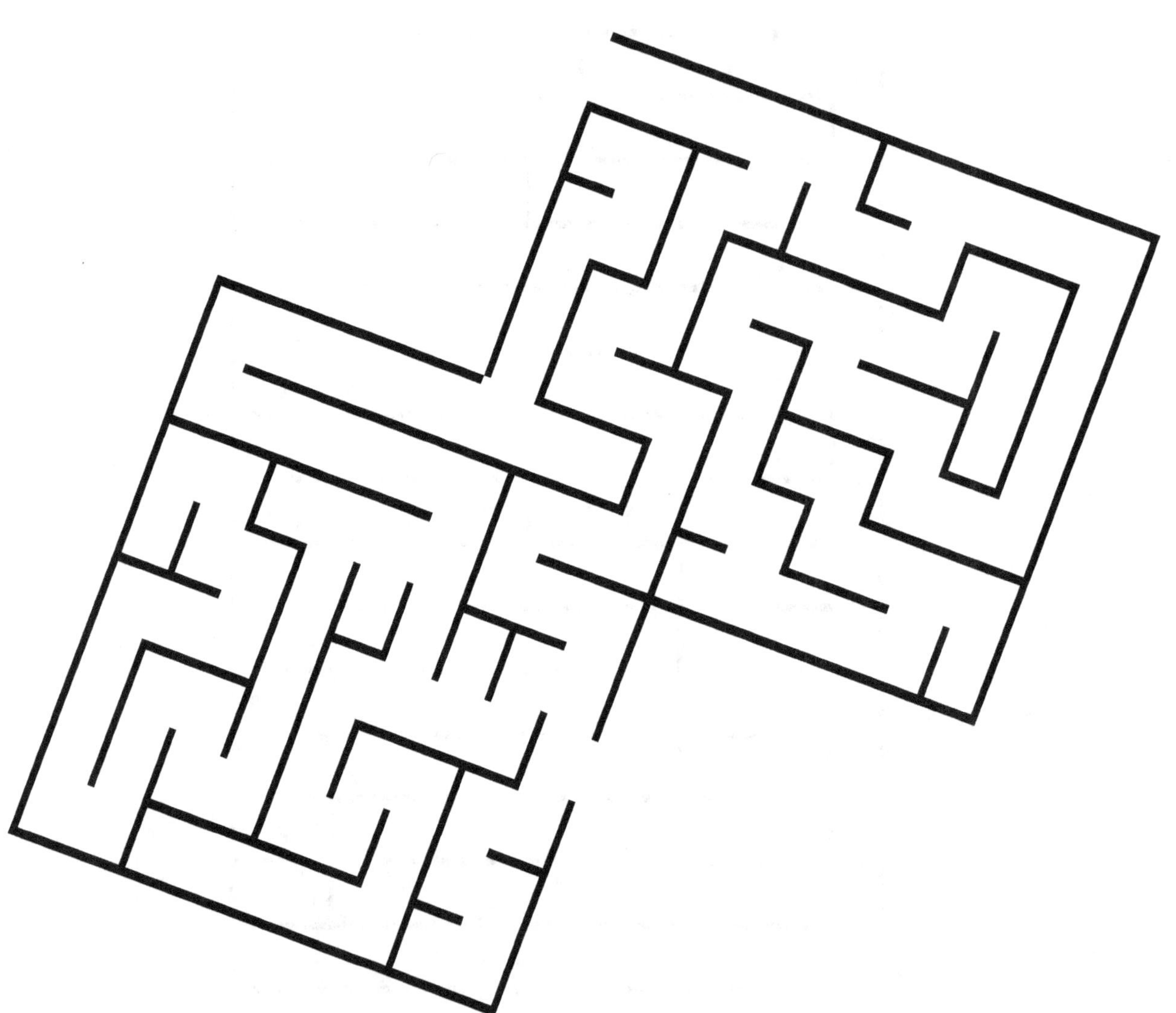

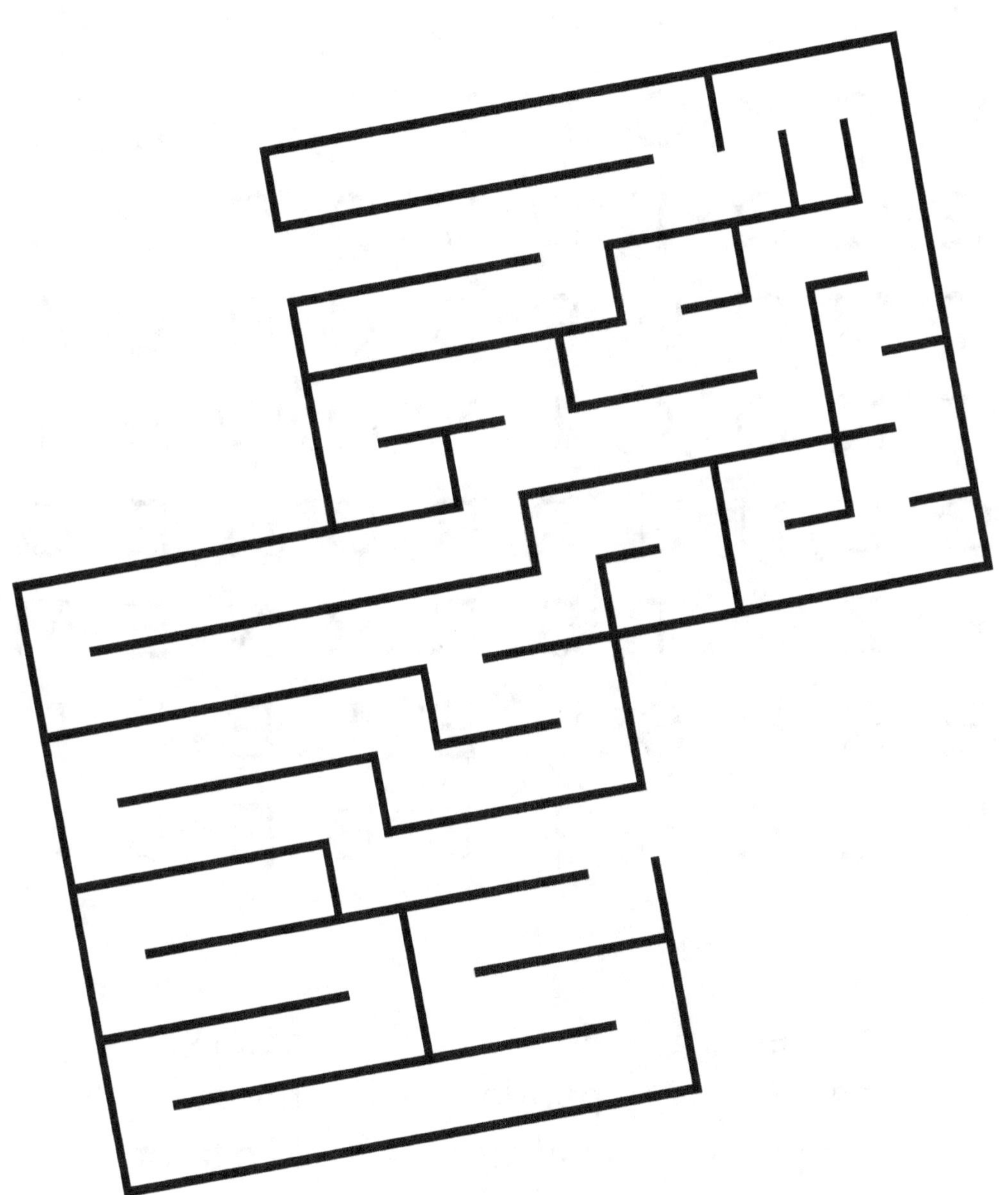

D Q Y Z W T D Y T C T D
K A N G A R O O H D R P
A R S Y O L X I T L U M
D E Q Q I D M D R Y J Y
N T M O U P S U R L A W
A T N O A I Y O W R T W
P O L N U R R O N E Q Q
M E Z I T S R R N E M N
M E R N S D E I E L P I
E N E R S T L B R L K K

squirrel   lion   otter
dog   panda   mouse
chimpanzee   walrus   kangaroo
ox

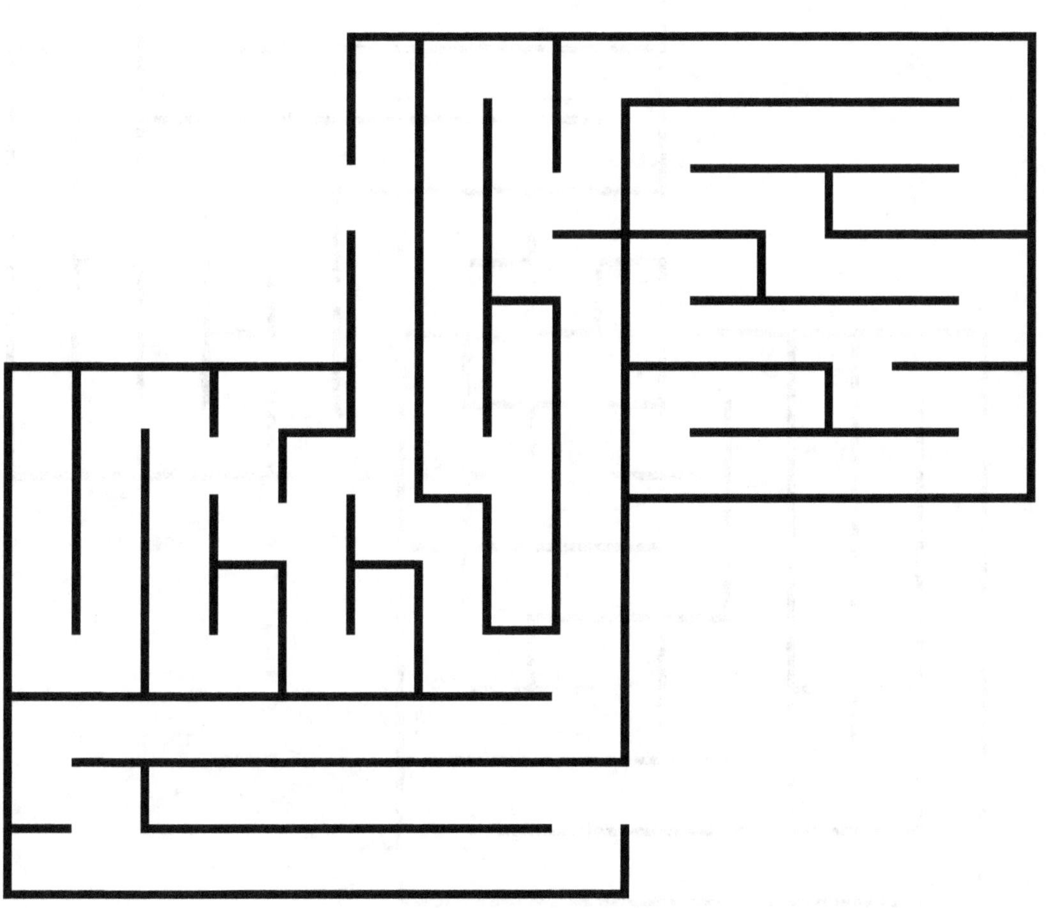

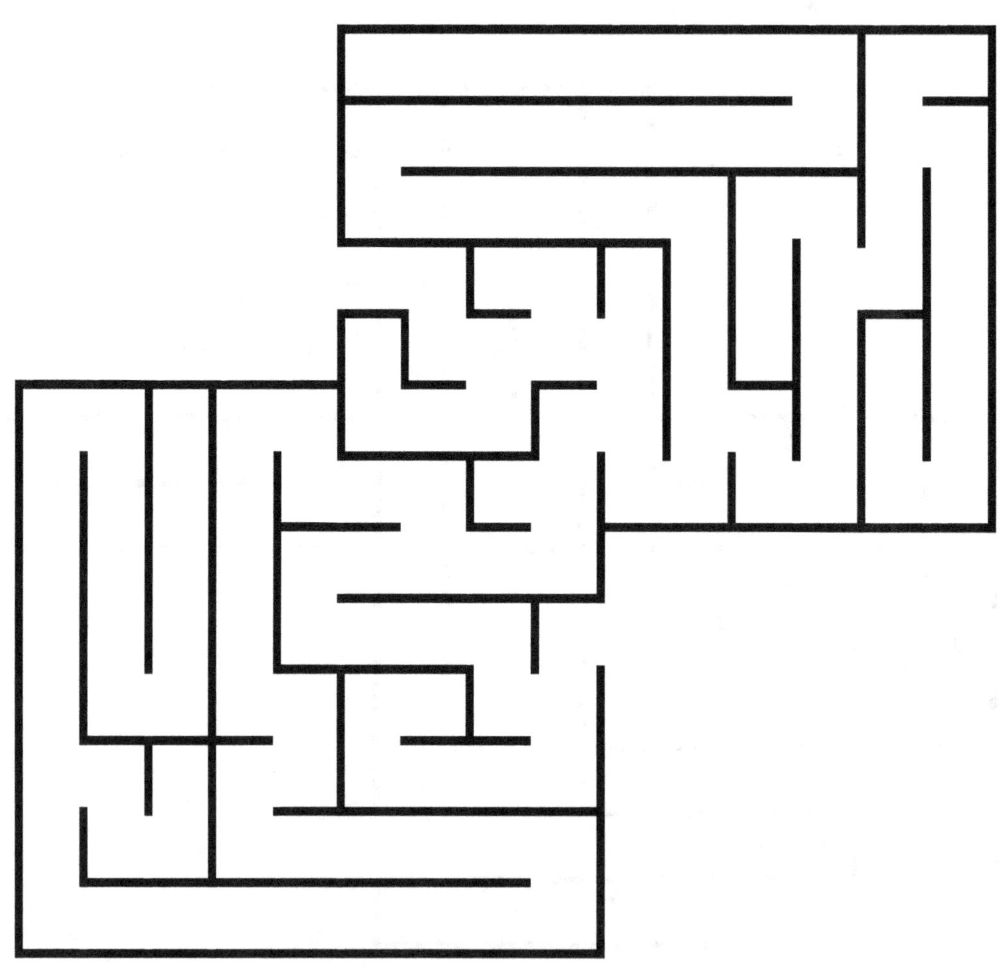

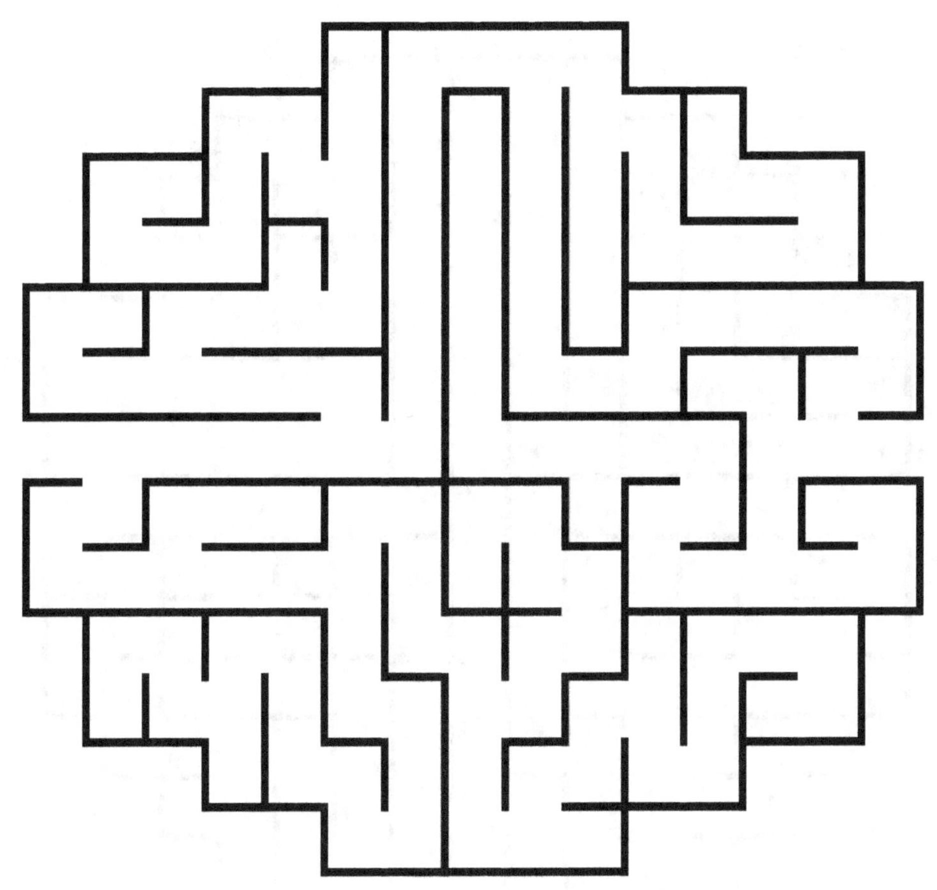

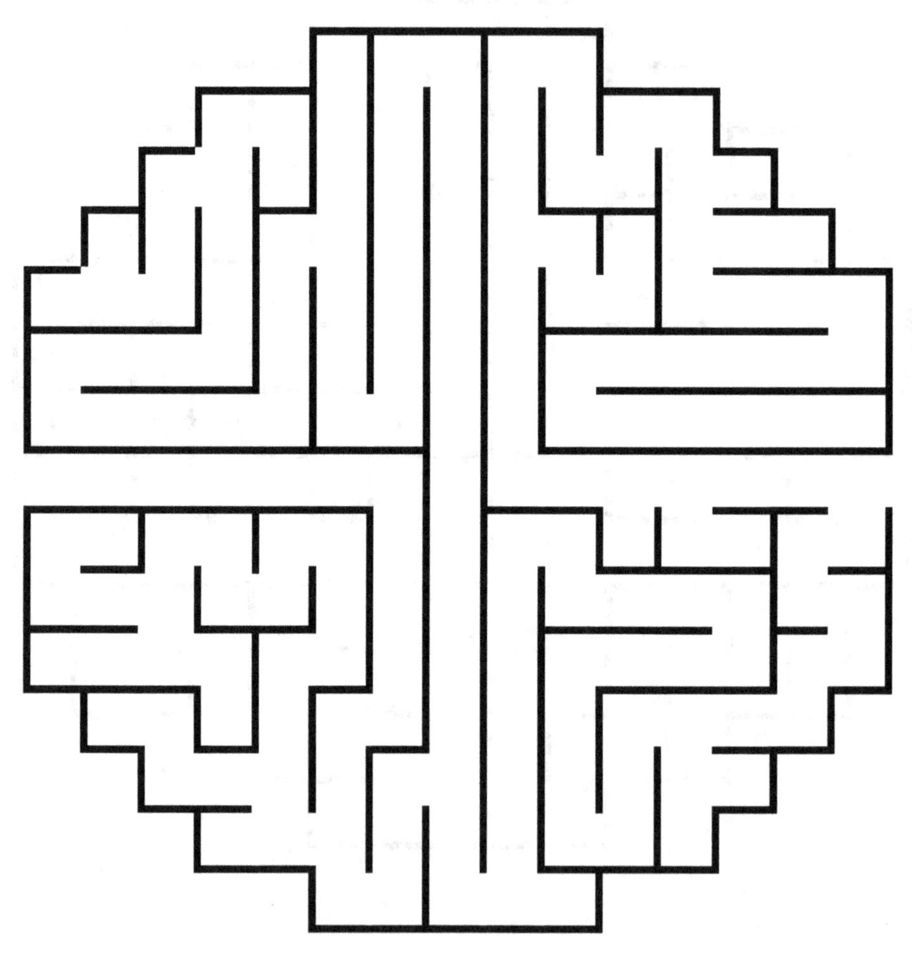

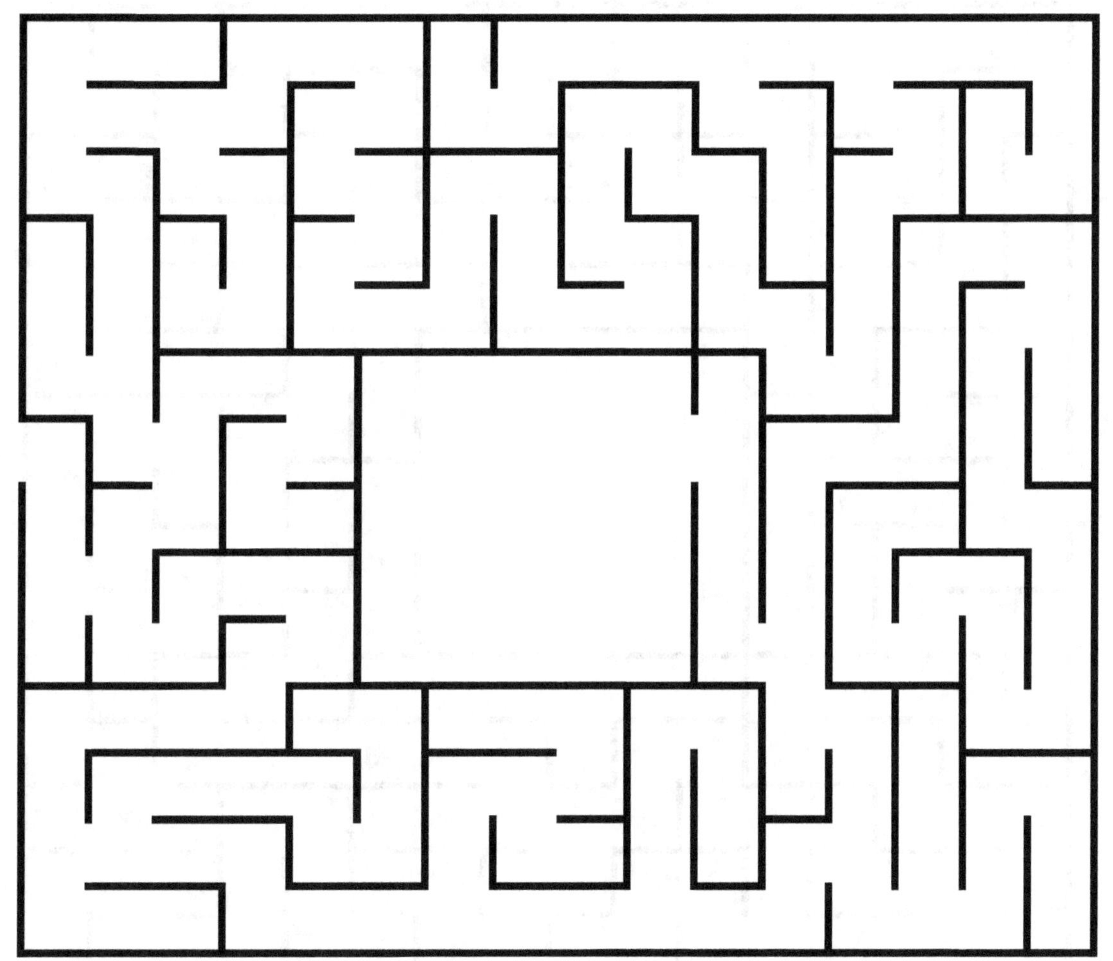

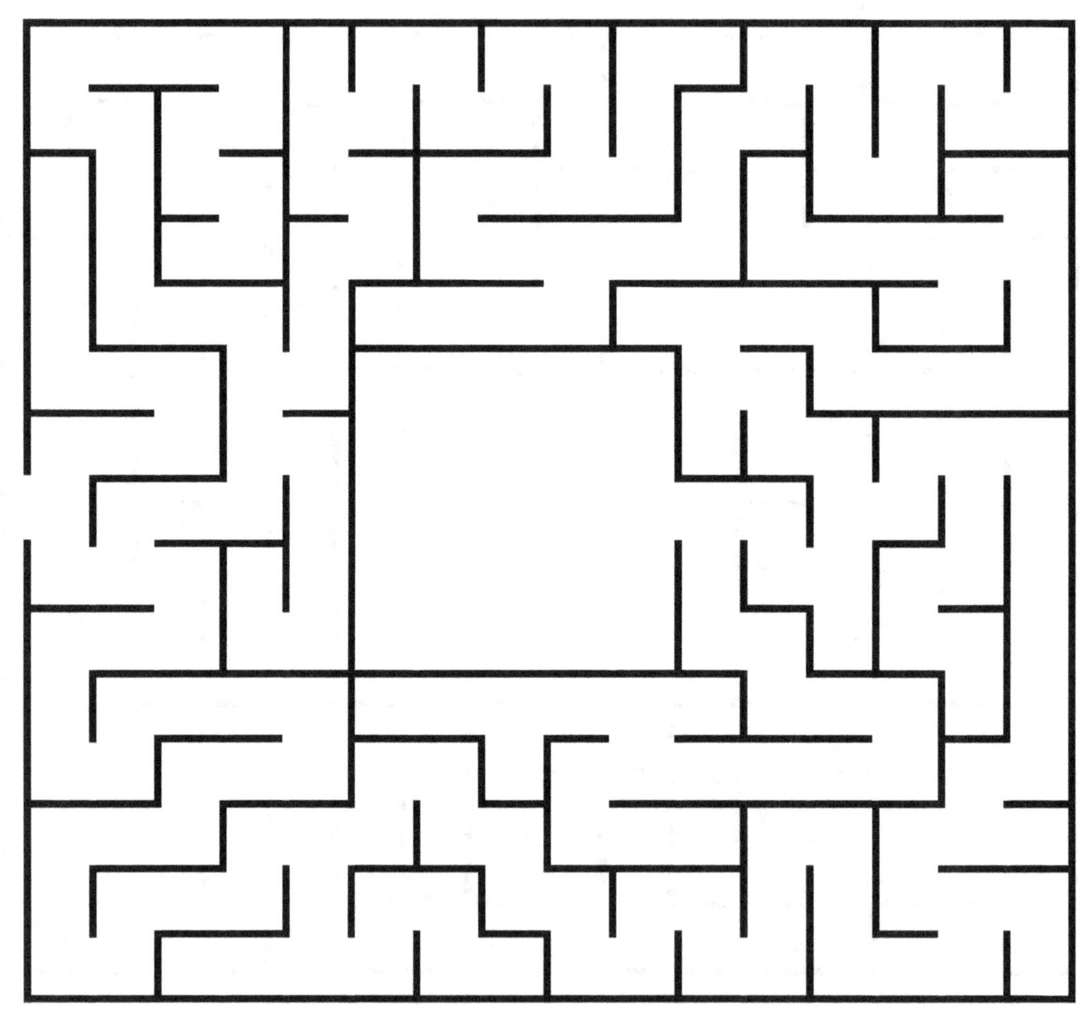

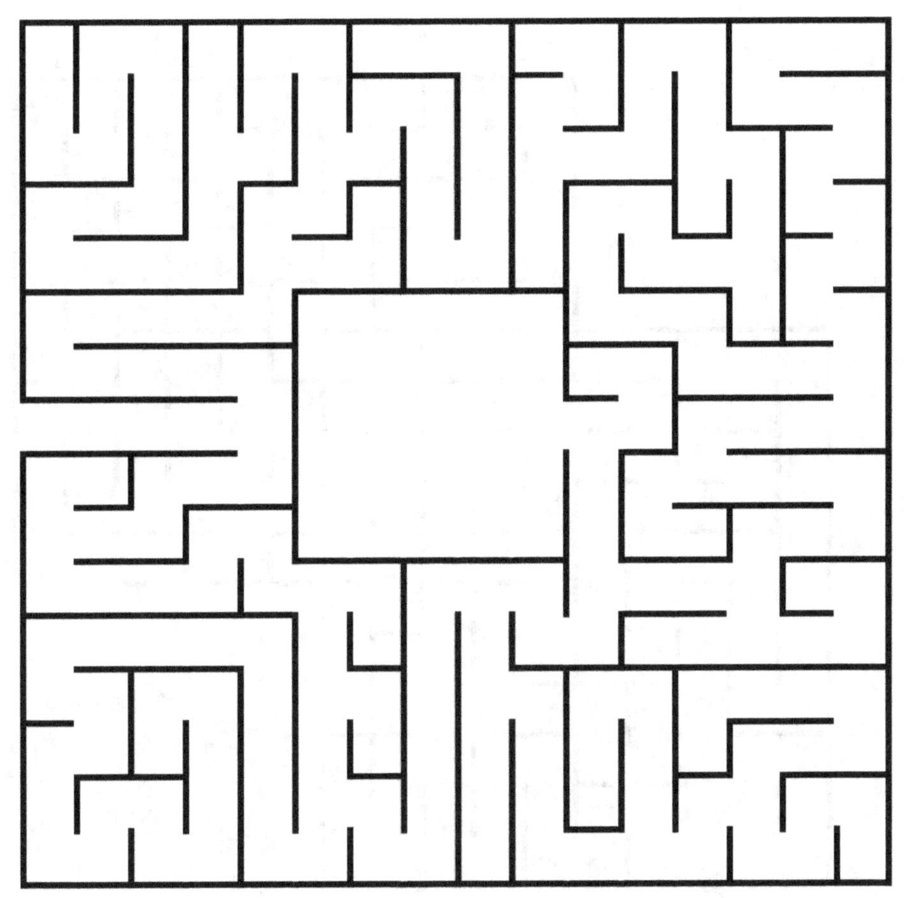

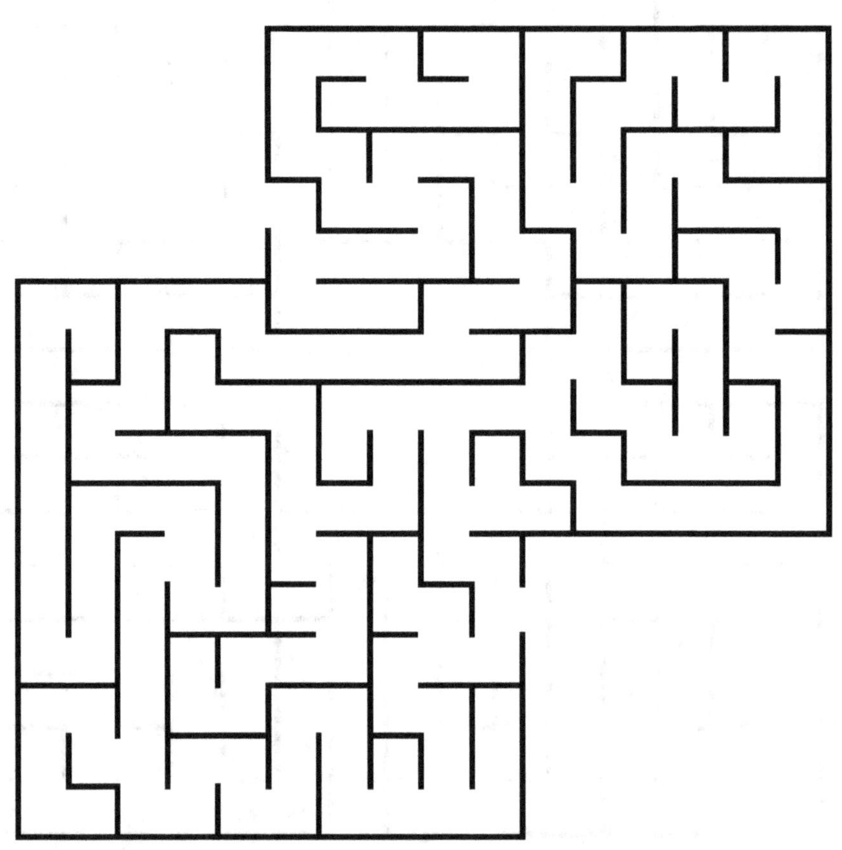

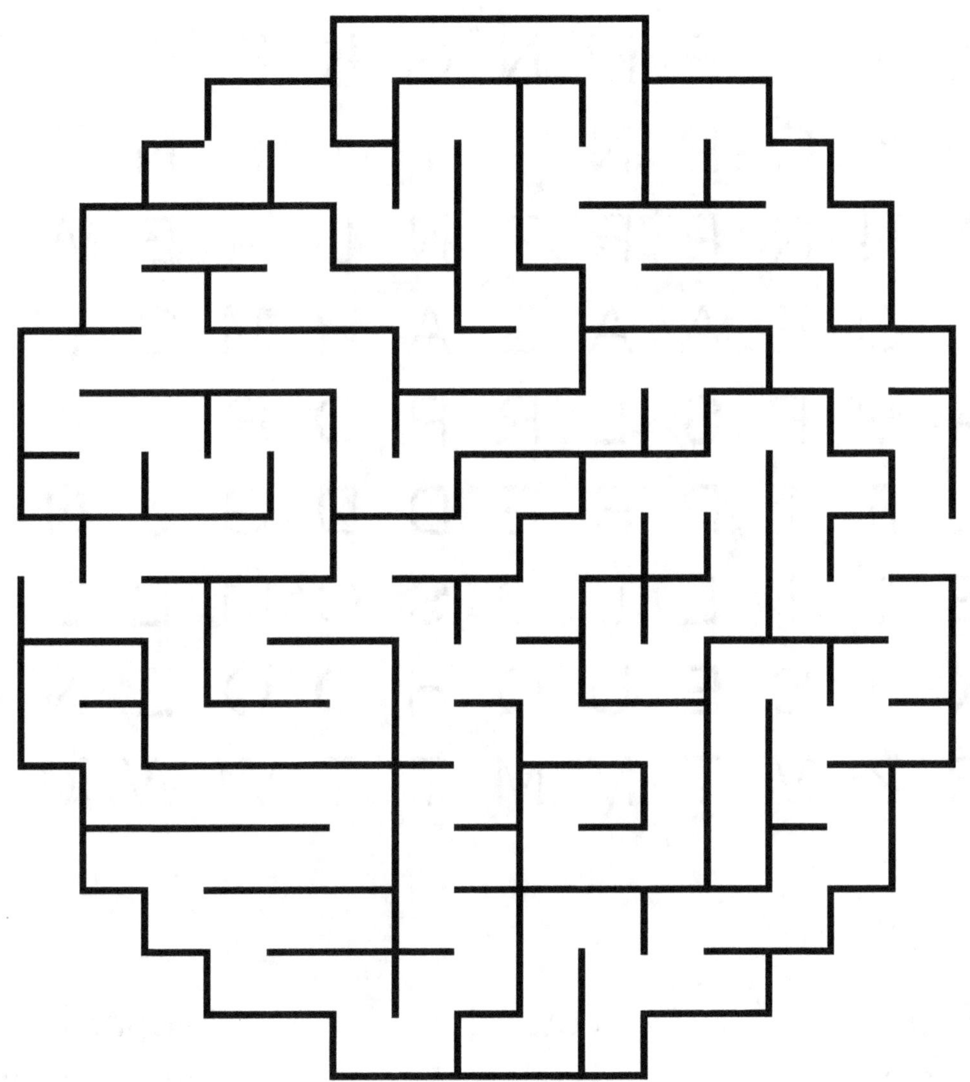

S U M A T O P O P P I H
L Y Y R E T L L T Y D L
K E Z E M N G K R D T W
O K O P N I I T L N R B
A N R P R T N L A B W J
L O E A A E A H M O L E
A M F S L R P O R L K Q
L F T P R E D D G J N D
E I I L L O S C M L B P
X J S E U Q H Q O E N O
R Z M T M M T T W W M R

goat   cow   leopard
horse   koala   hippopotamus
monkey   mole   giraffe
                elephant

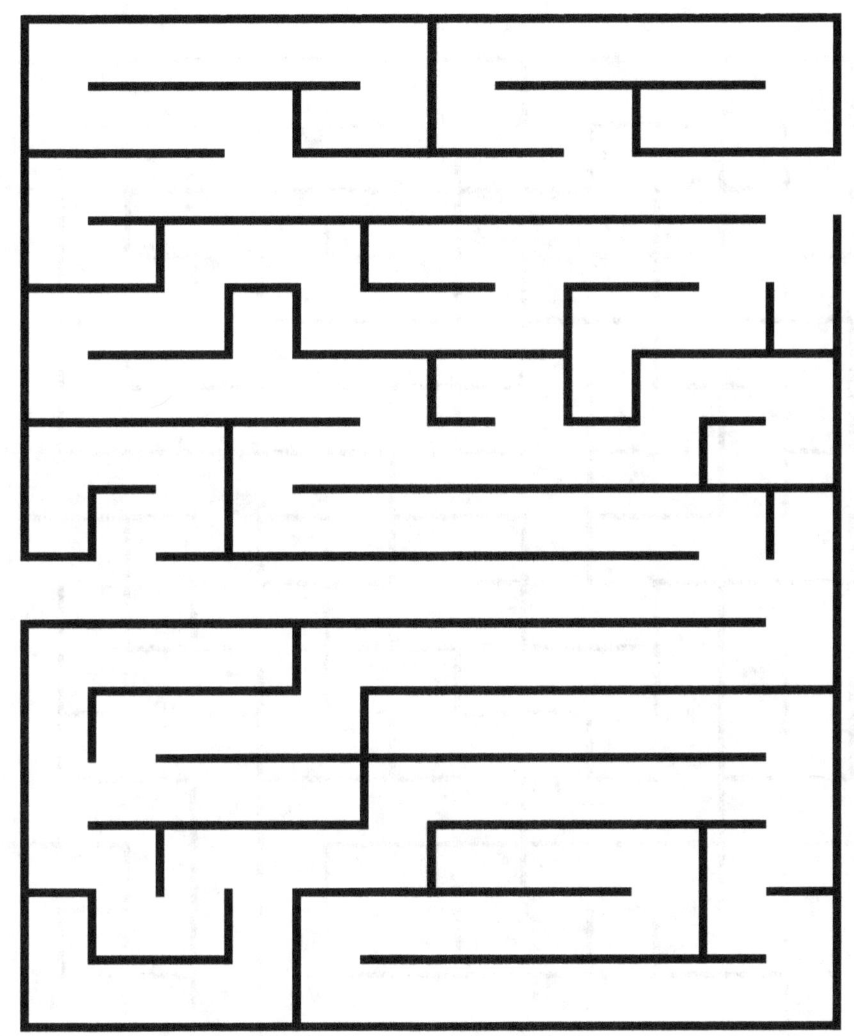

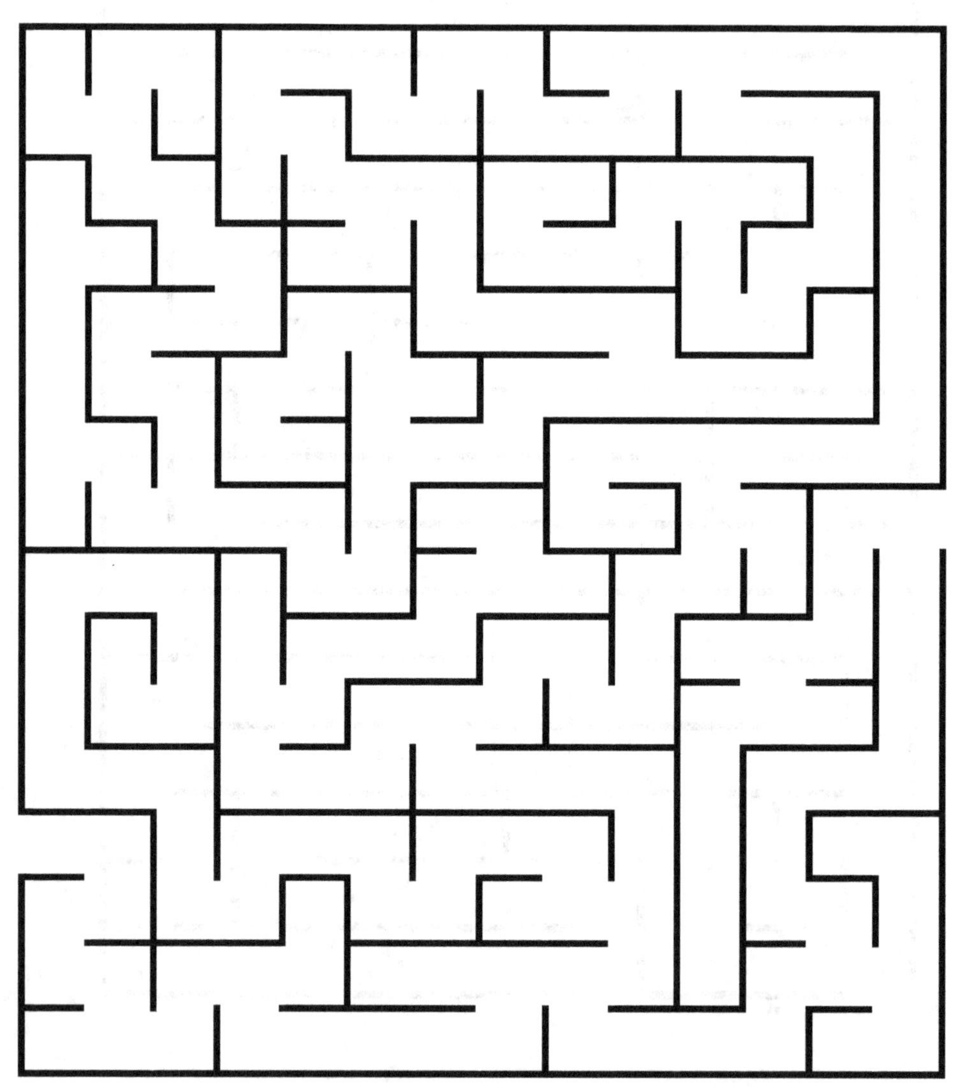

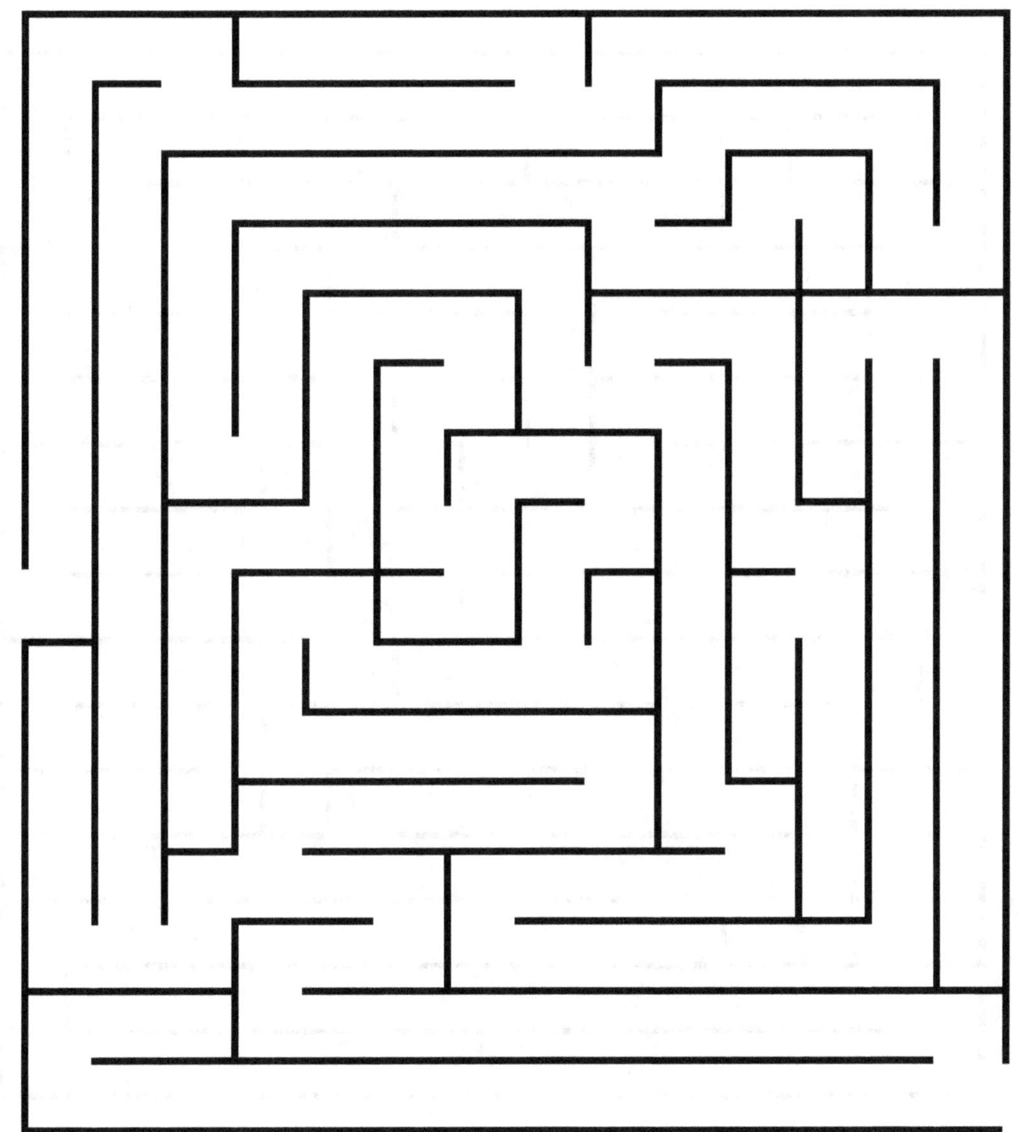

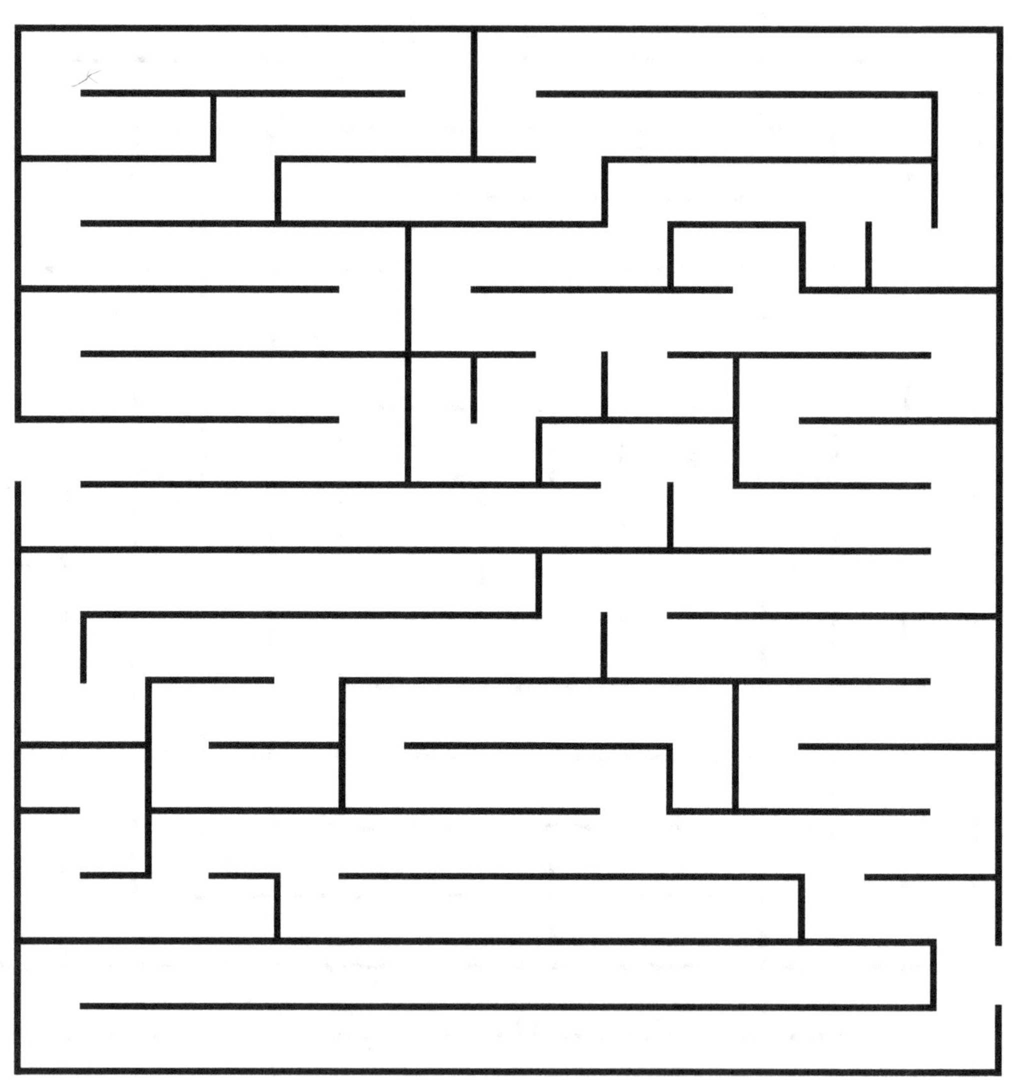

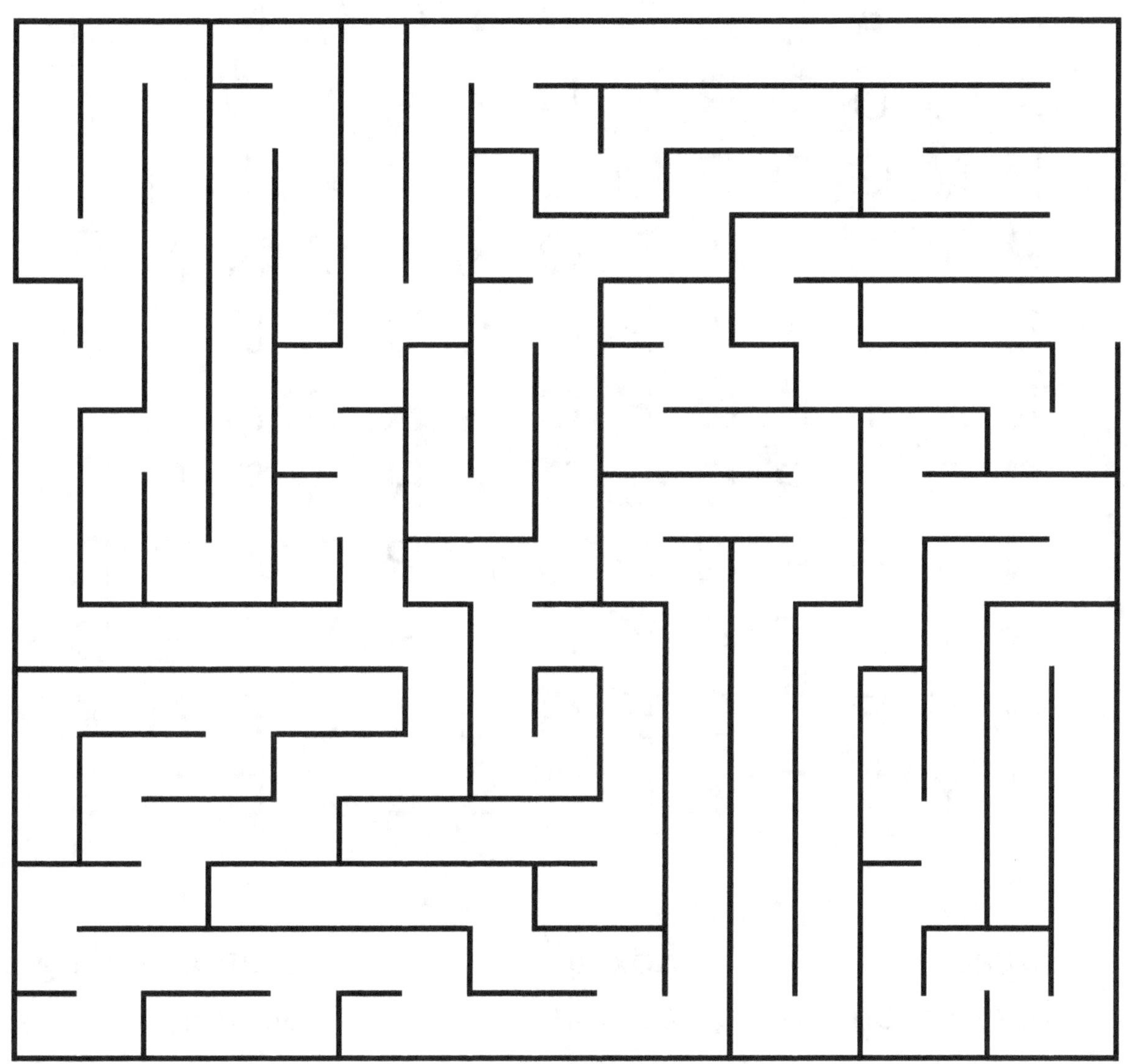

S A R C H E R Y E N O S Z
T K G G T D S B B E U B B
N L A L N D R A O M N O M
A G U T R I D A A X W I M
H M G O E M L T P L I Q L
P Y W N I B O R I O N N E
E L E N I P O N U C E F G
L M T K O F G A R C F L T
E O I P C E R I R A P E T
N J P P N O C U R D N S R
R I W T L K H I S N I E D
H X R T E E G M I L P N X
J Y T T J N J S L X D L G

archery boxing skateboarding
badminton curling surfing
cricket tennis hockey
bowling

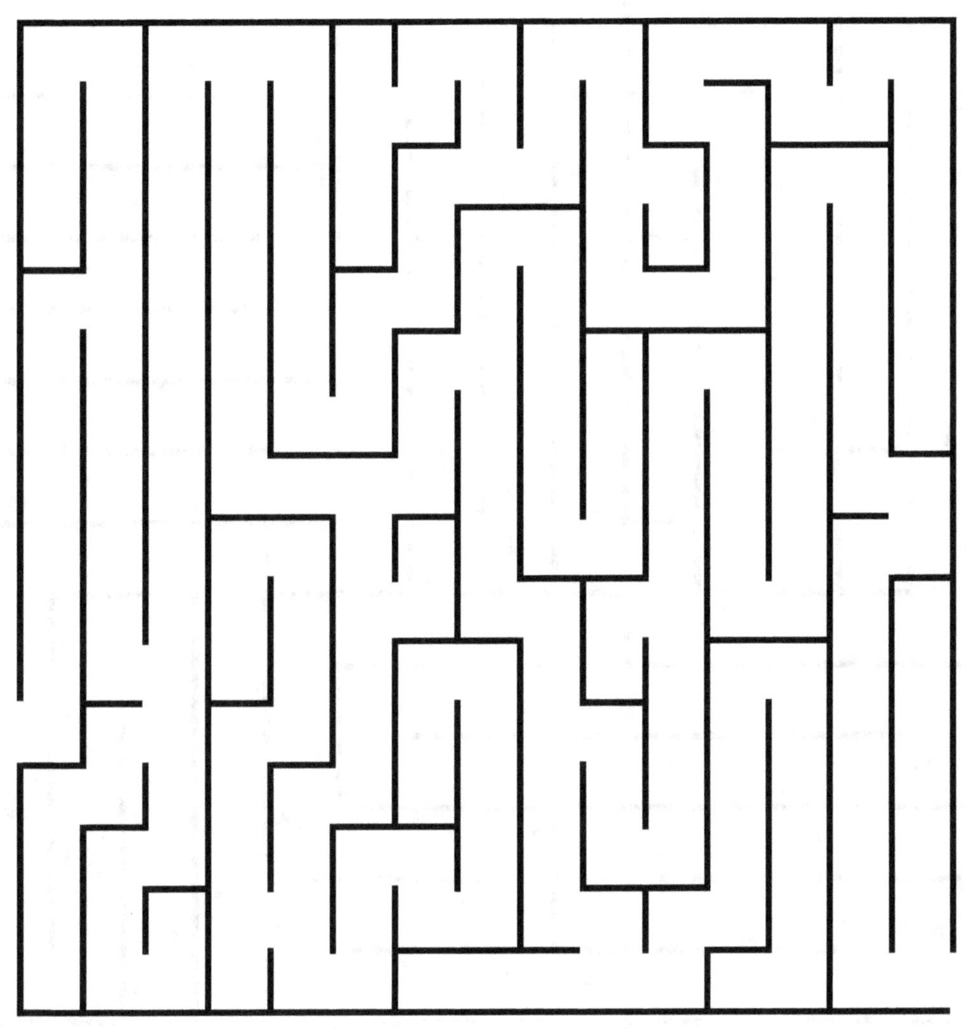

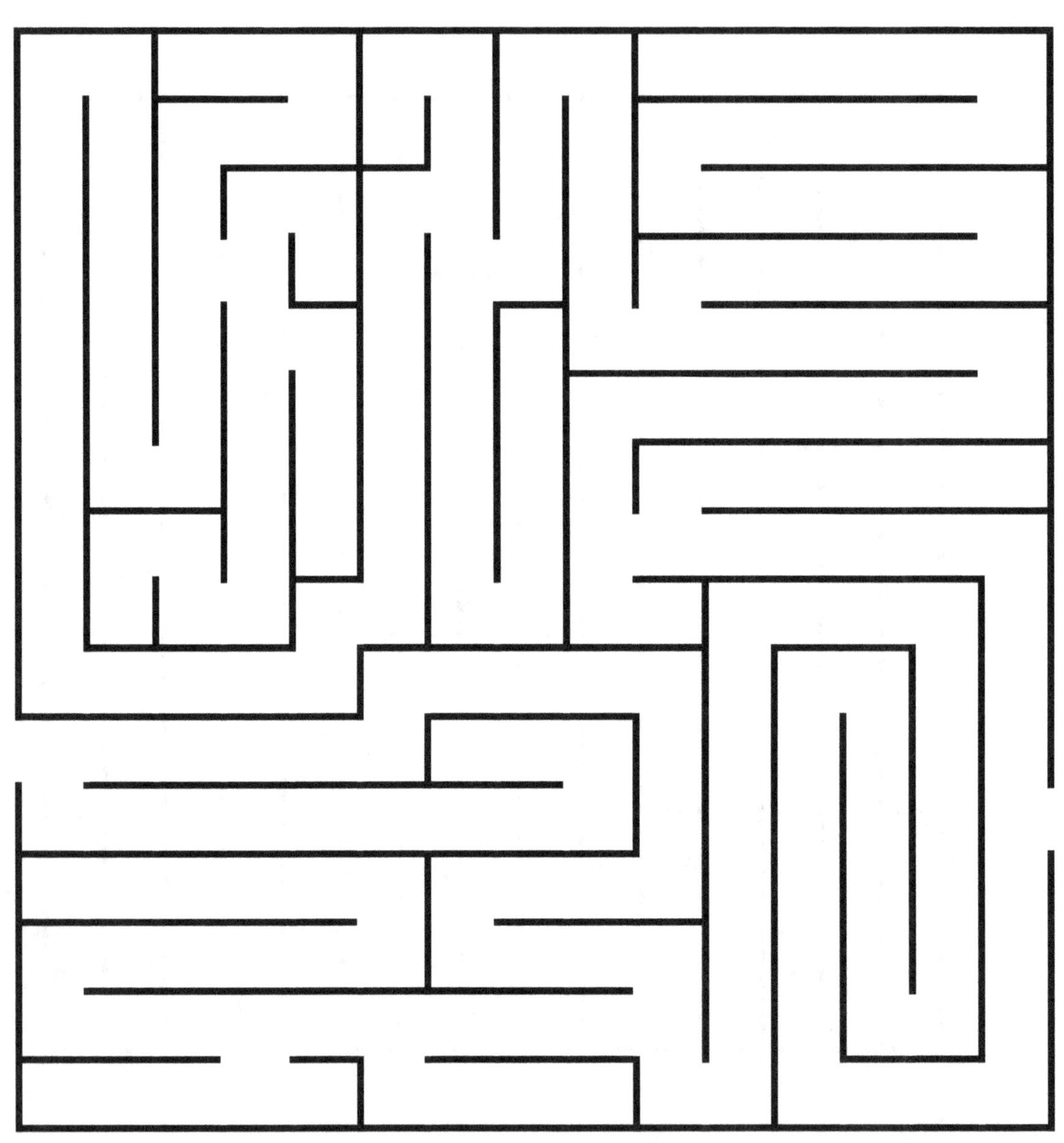

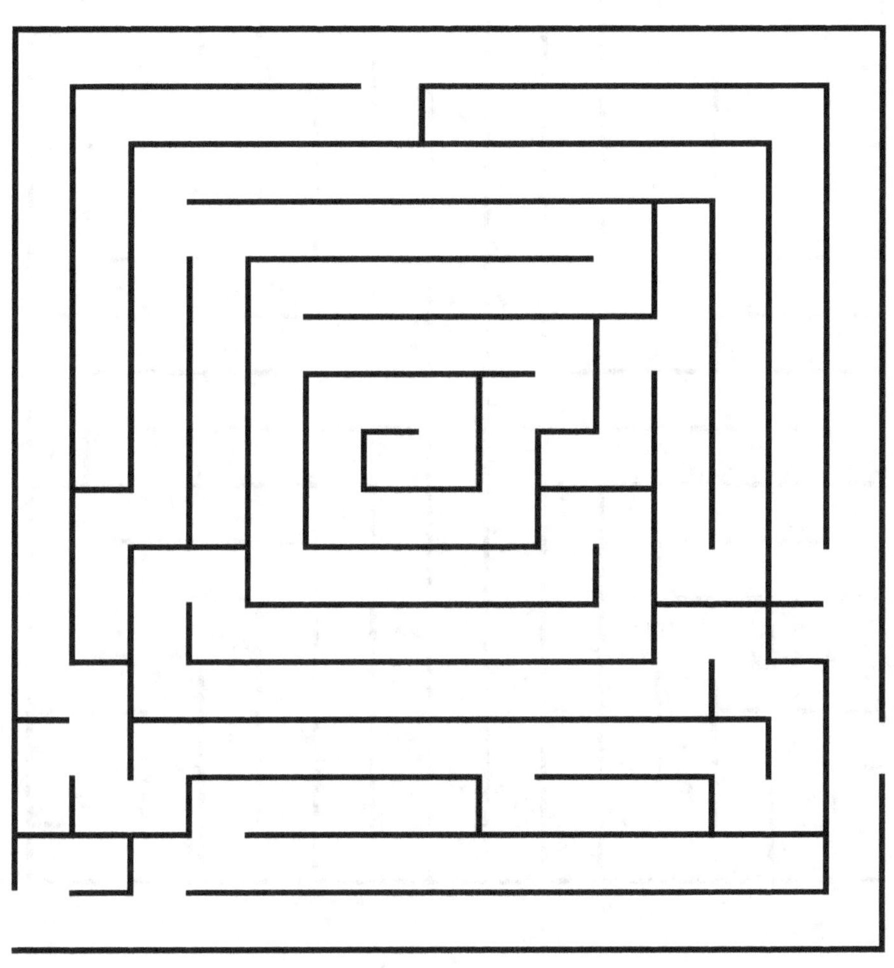

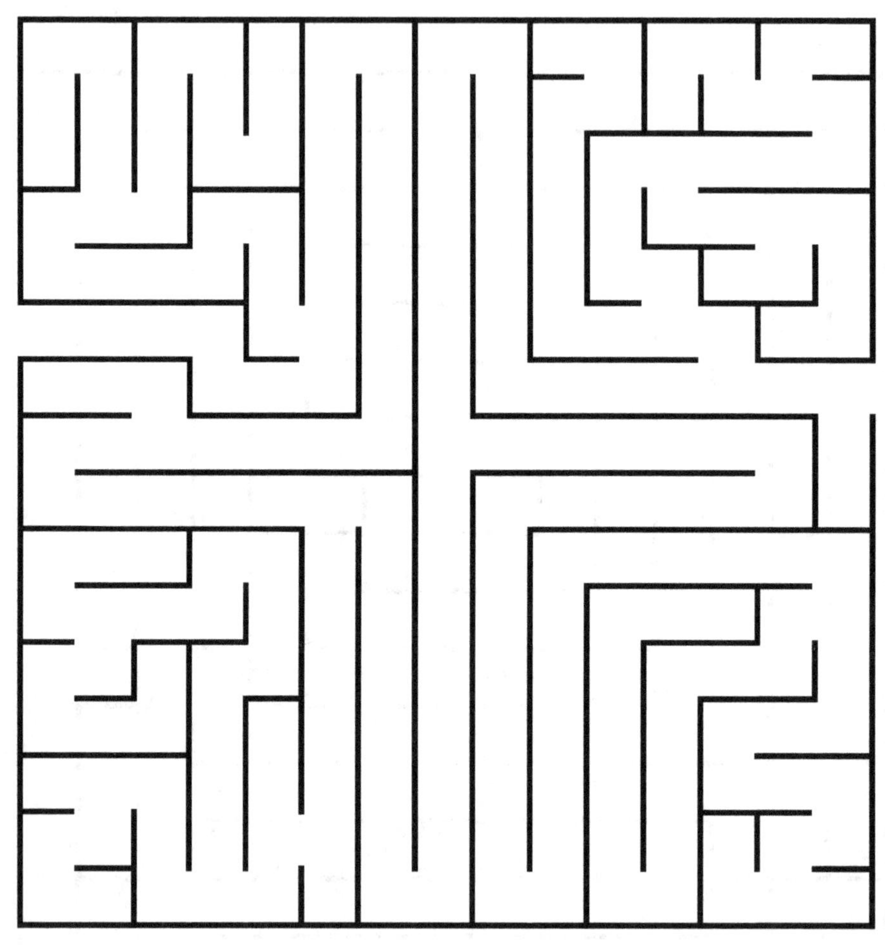

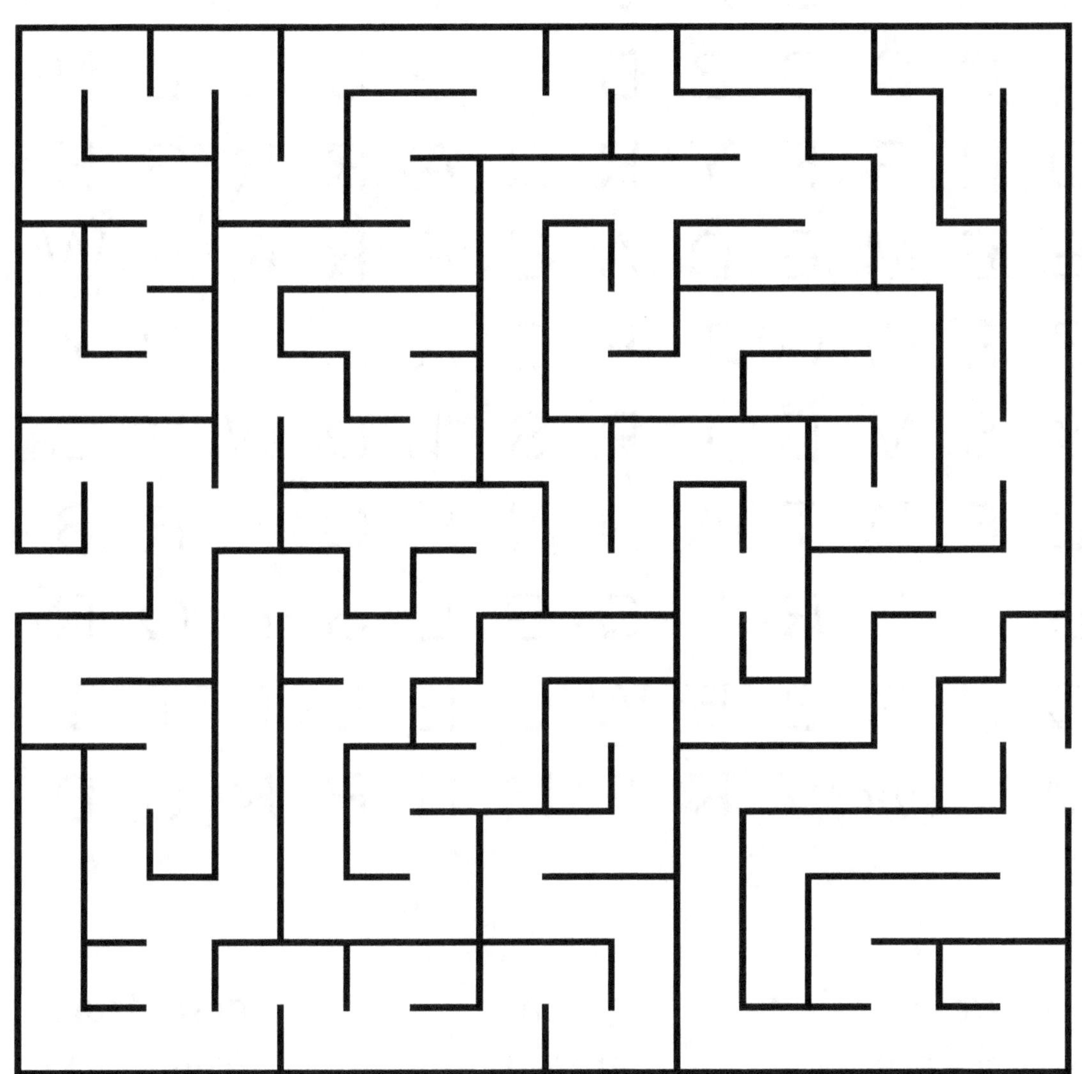

```
I E P A R G G Y V A R G
N Y T Y L L T X I D D T
S R W B A O V I R P I T
I C D S B B N G U U L N
D H S F Y R R A R R G E
E E M E D A E F R R F W
S E W G T F E A A G O Y
Y S V E I P S I D W Y G
L E D T A N N F O W R B
B J L R L Q G L S E Q R
Q U G B B W O E E F T T
M T W V R F M N R R S D
```

grain	green	grapefruit
cheese	grated	fruit
granola	grape	ginger
bread	gravy	glasses

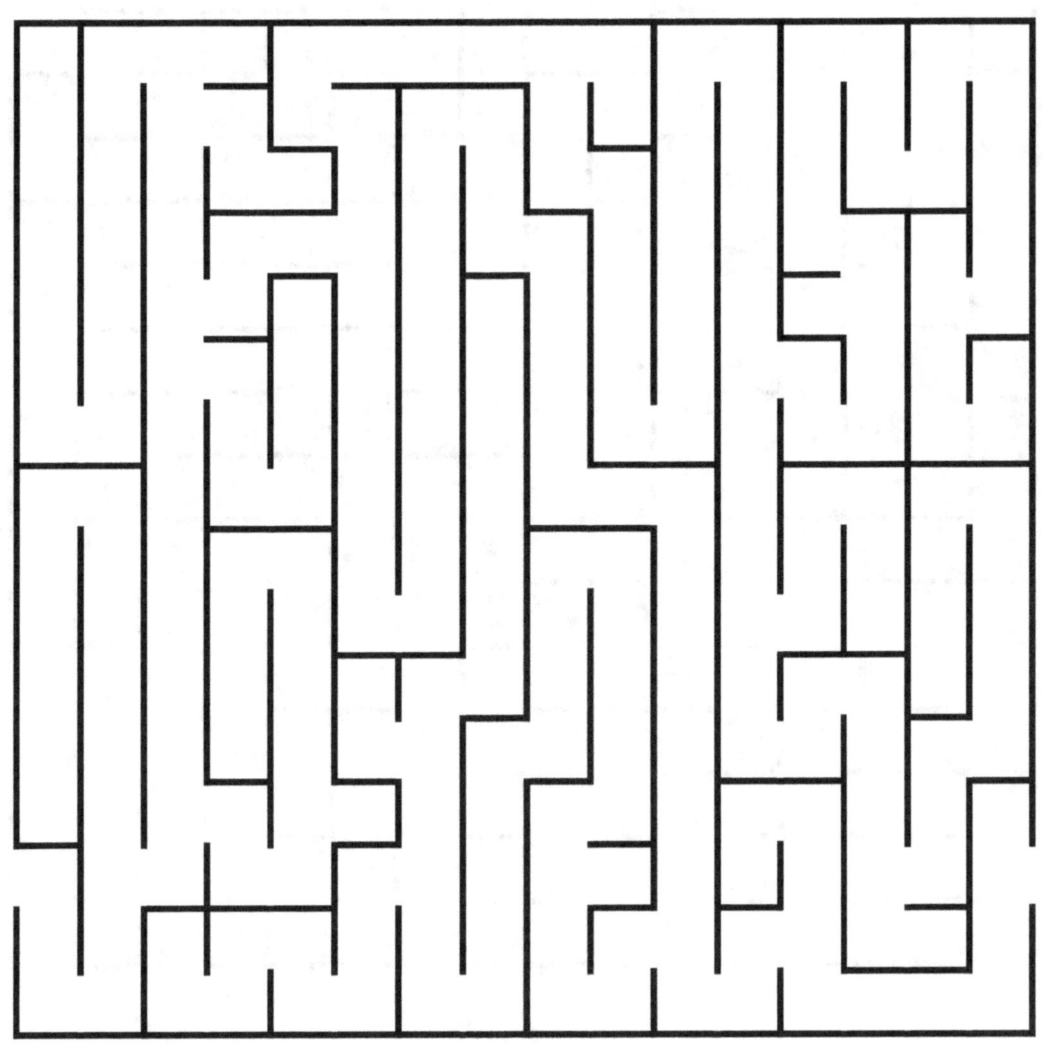

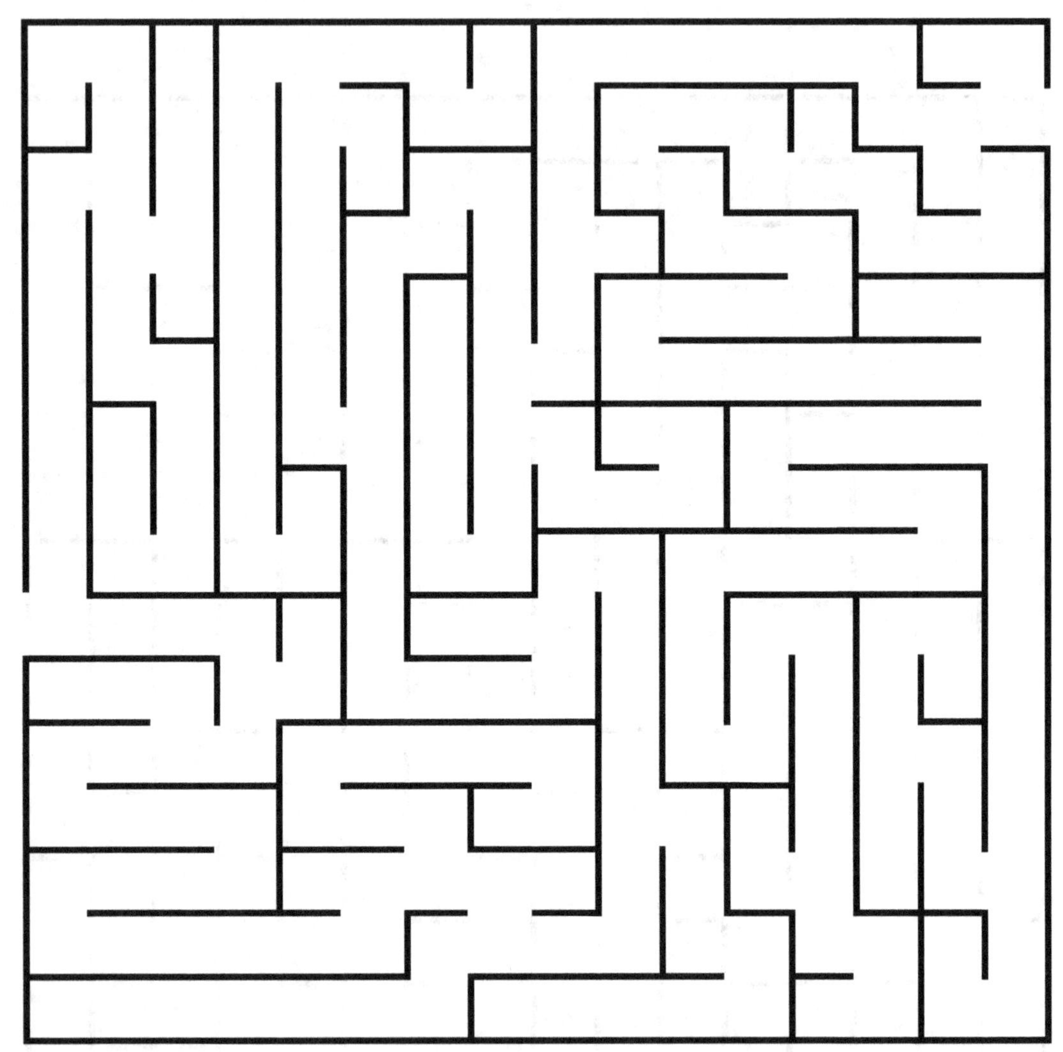

```
H S E N I R A T C E N R M
I T W L E O P A R D M L J
P R L A B L U E B E R R Y
P A P U T E G N A R O D Z
O W D H M E F F A R I G E
P B E W O L R C O Y Z L L
O E Z P I C H M R G E K S
T R D S A E K T E P N D W
A R T E R R N E H L R A I
M Y P R L E G A Y O O P M
U E Y E N P N W W R L N T
S G N I A T P Y Y E N Q V
Y N L O Q R J A Q P V Y L
```

apple	pear	grape
watermelon	cherry	mango
orange	strawberry	blueberry
	nectarine	

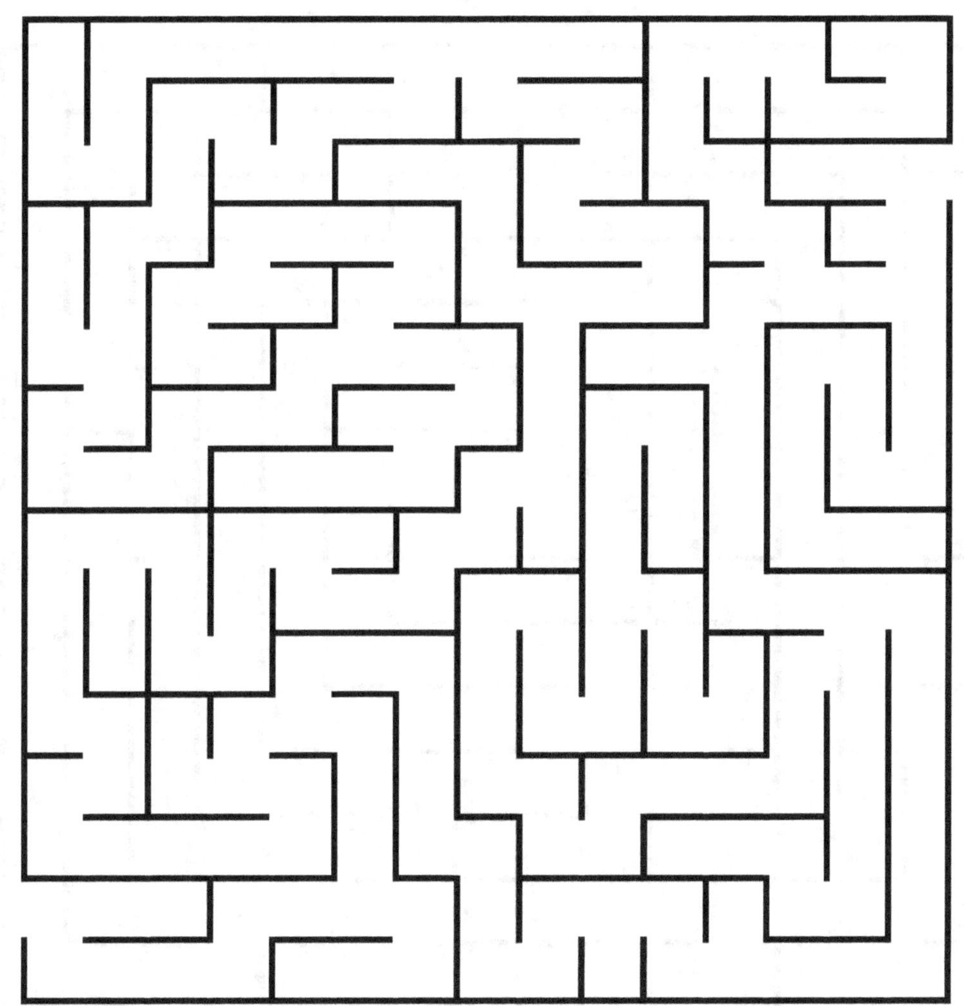

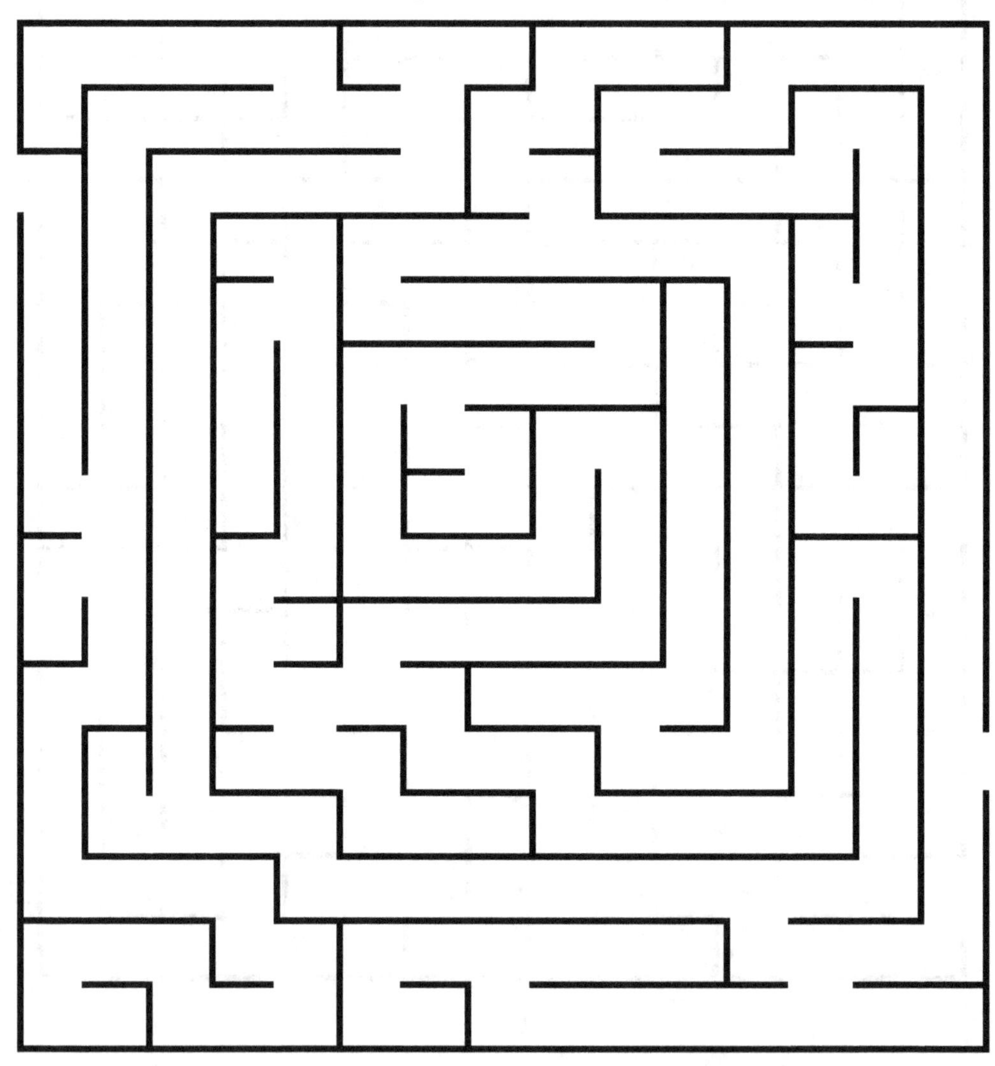

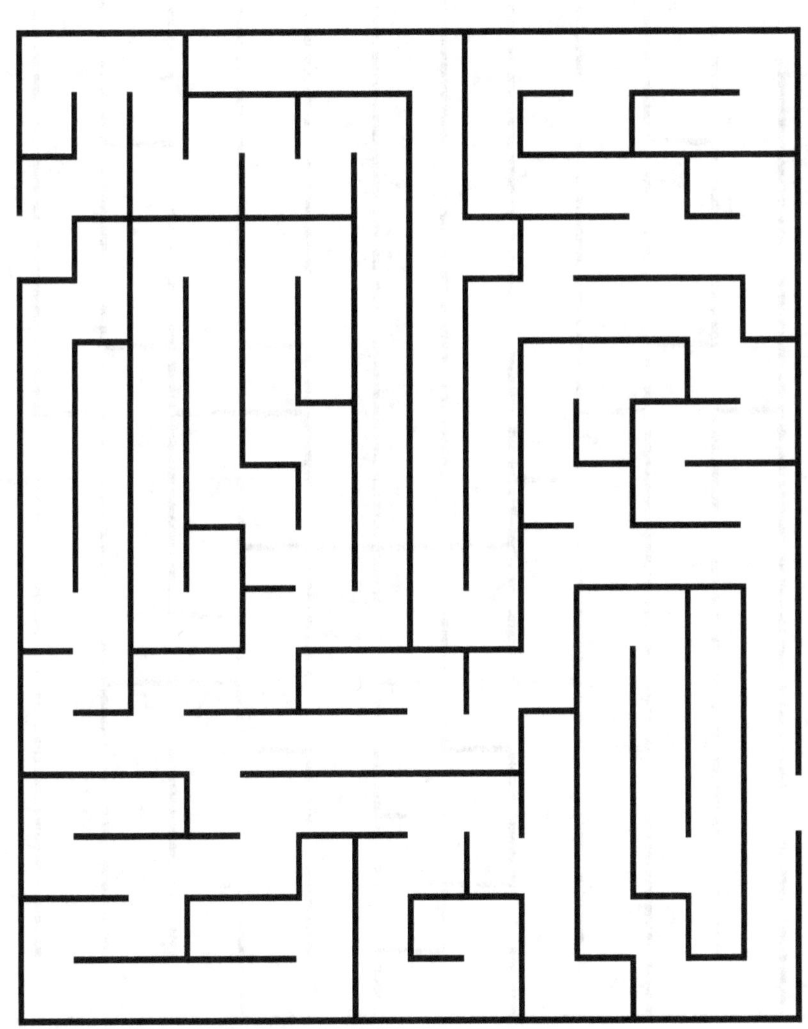

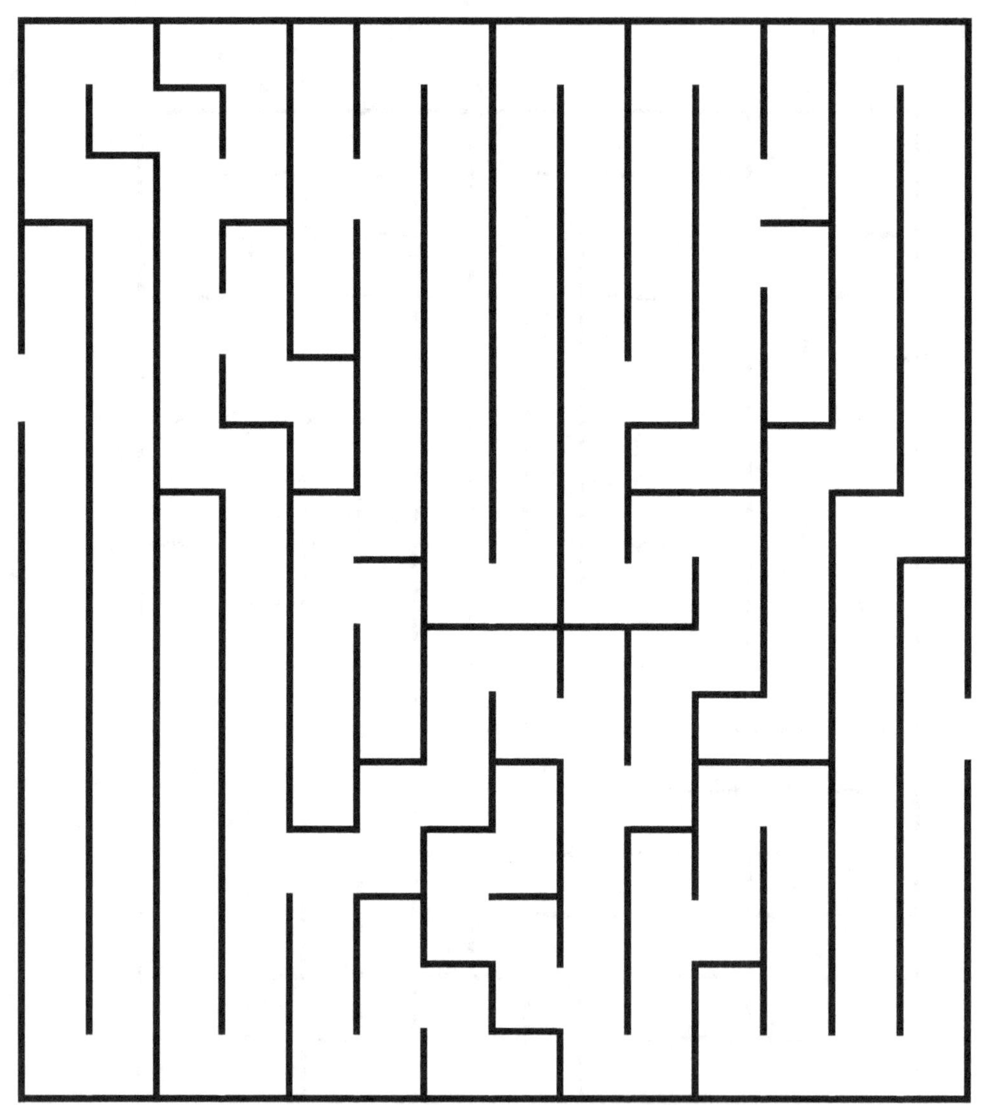

G B T N O L E M P Q B H N
M R N E L P P A E N I P D
U E A K Q B I P R P D R W
L L H P Q H E W P E A X B
T P P D E A O O I P M V B
G I E T C F P C O K A I L
A X L H U O R E K P T E L
V V E Y T N L U R E F R N
L K O A R W O I I F Y O T
N I M C O T C C A T M L L
N U N R A O N R O E B I E
S L D E T D I E L C S N Q
D S R M X G O B D T O Q L

kiwi	apricot	coconut
pineapple	grapefruit	avocado
lime	melon	peach
lemon		

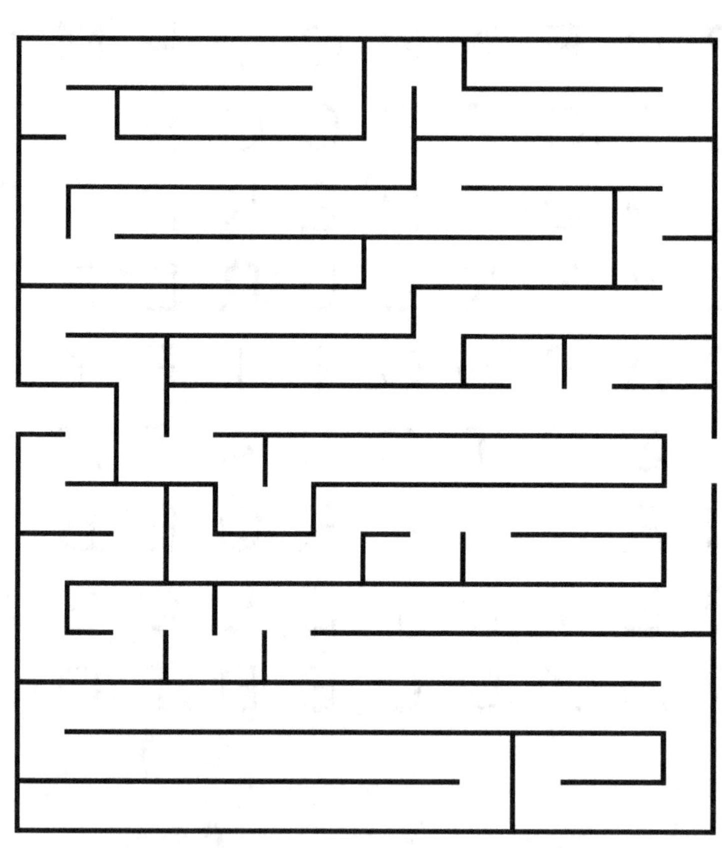

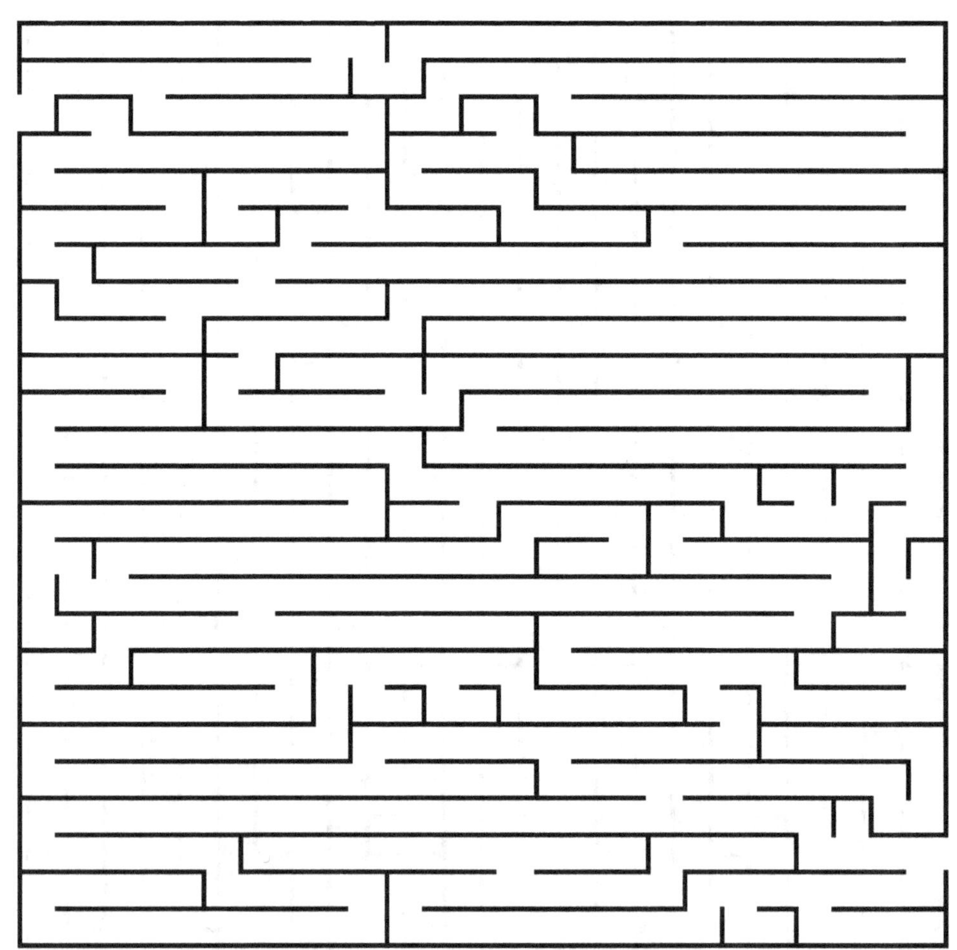

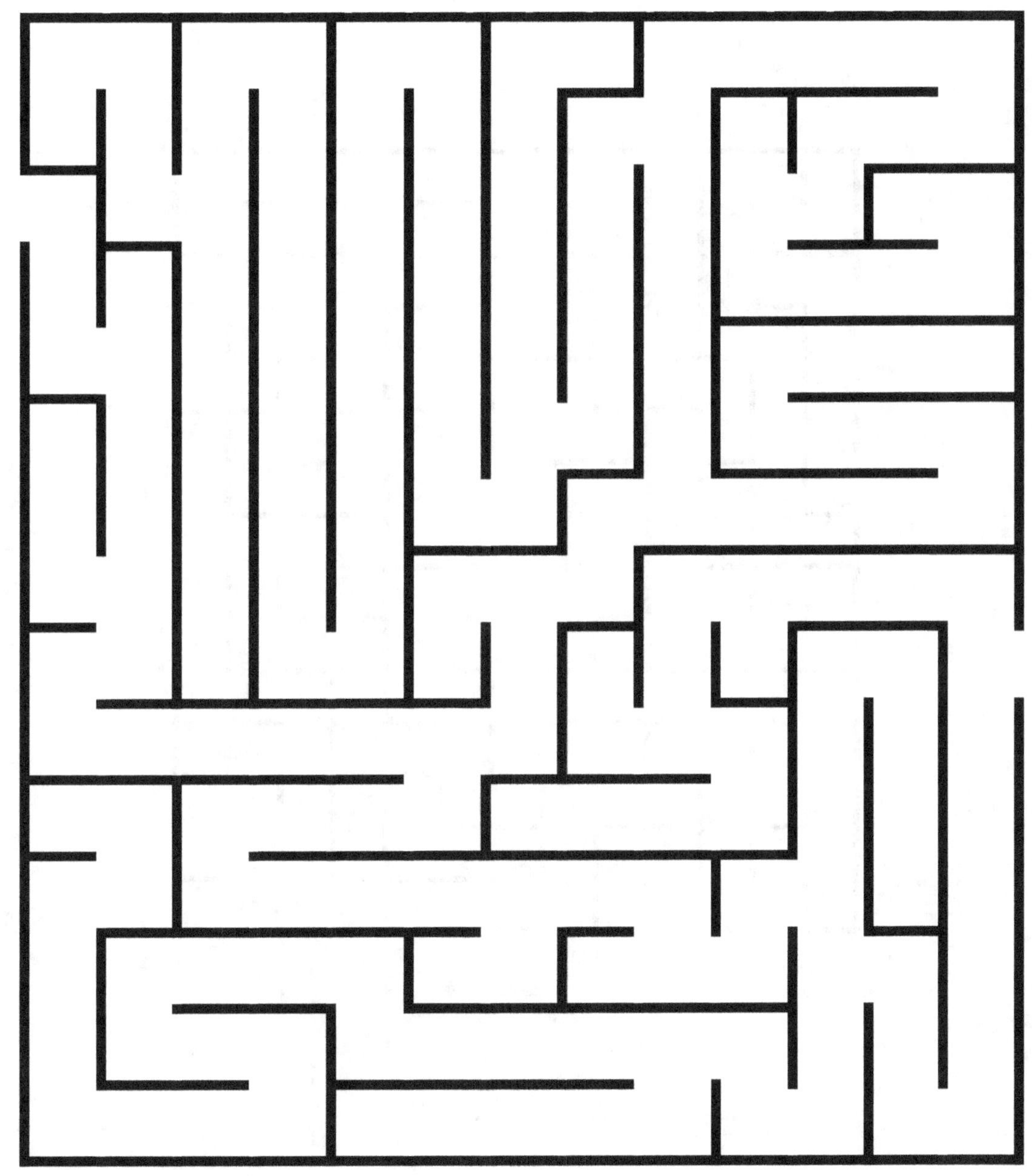

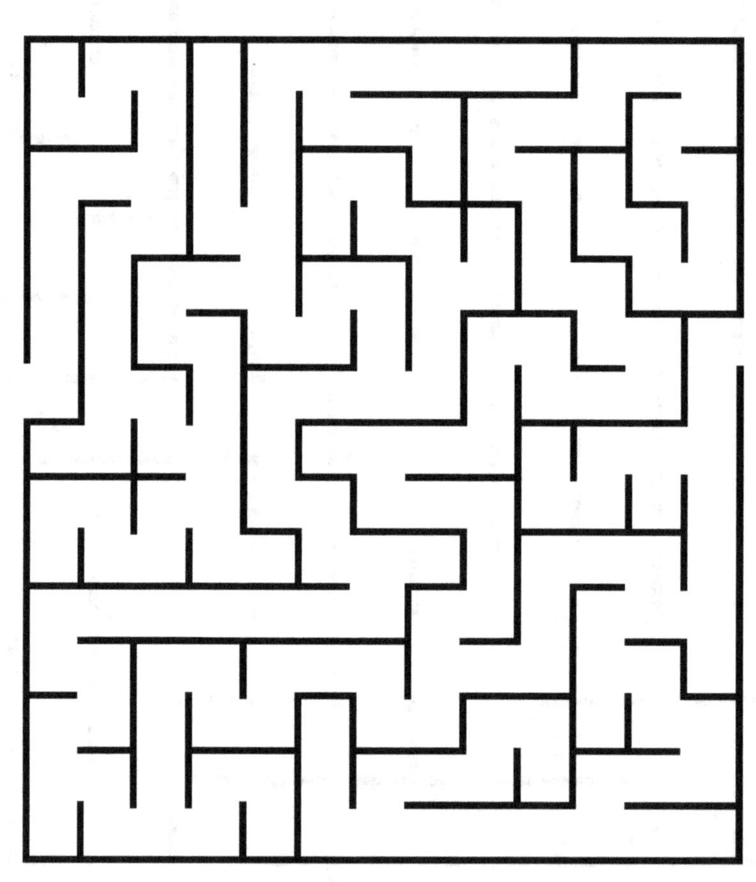

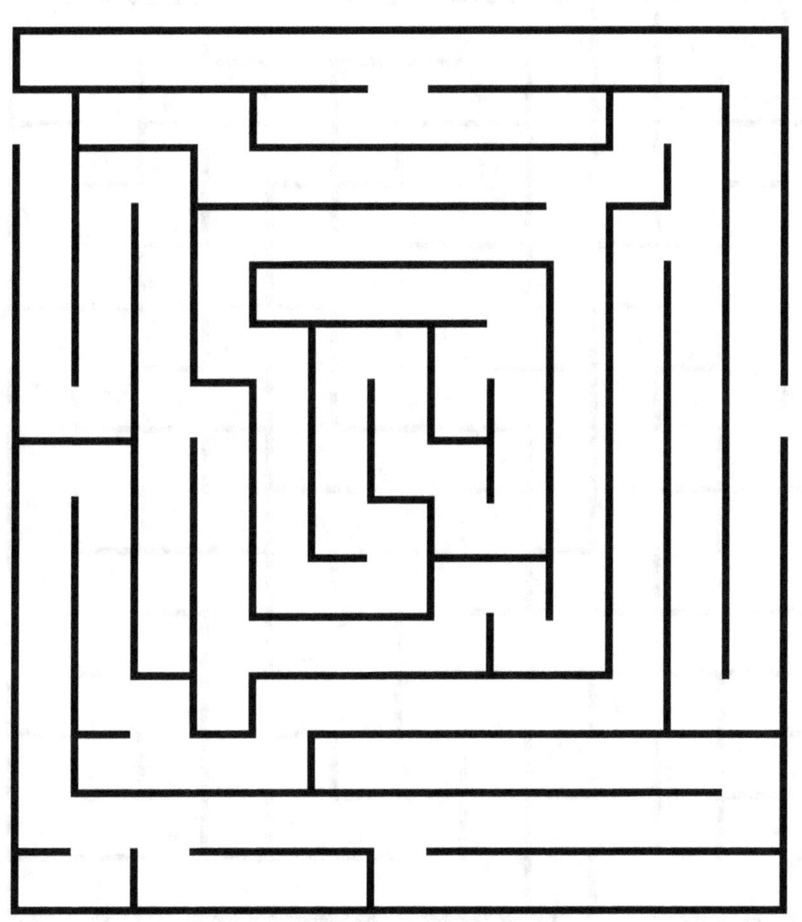

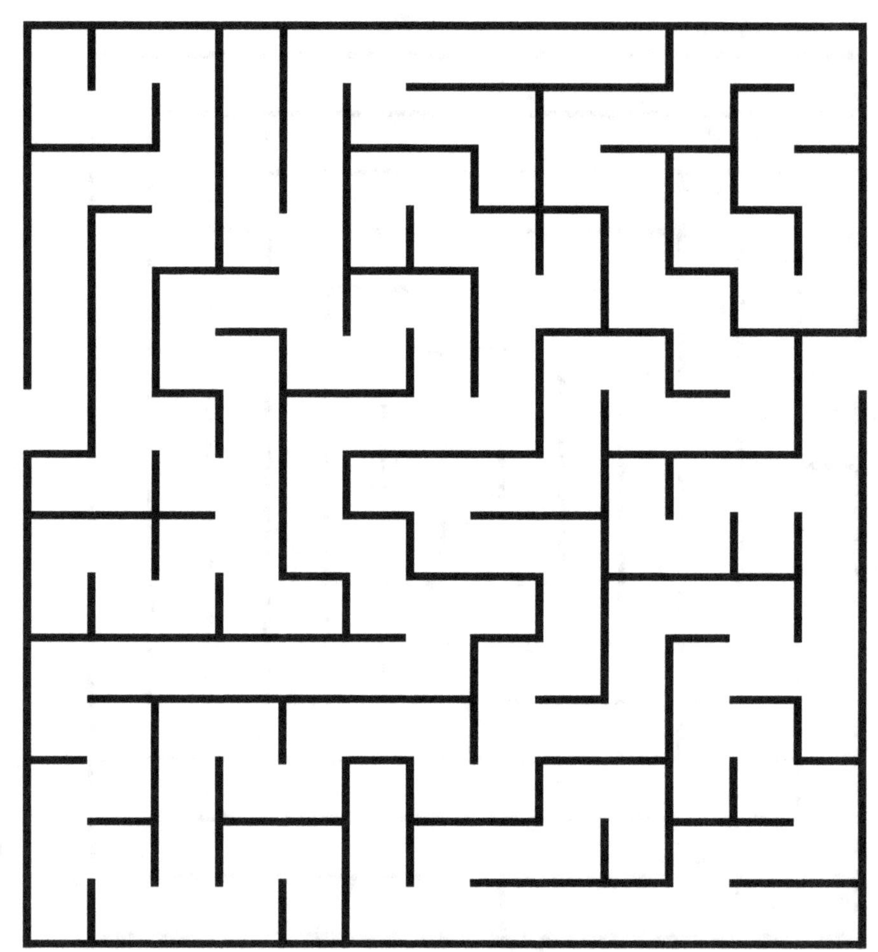

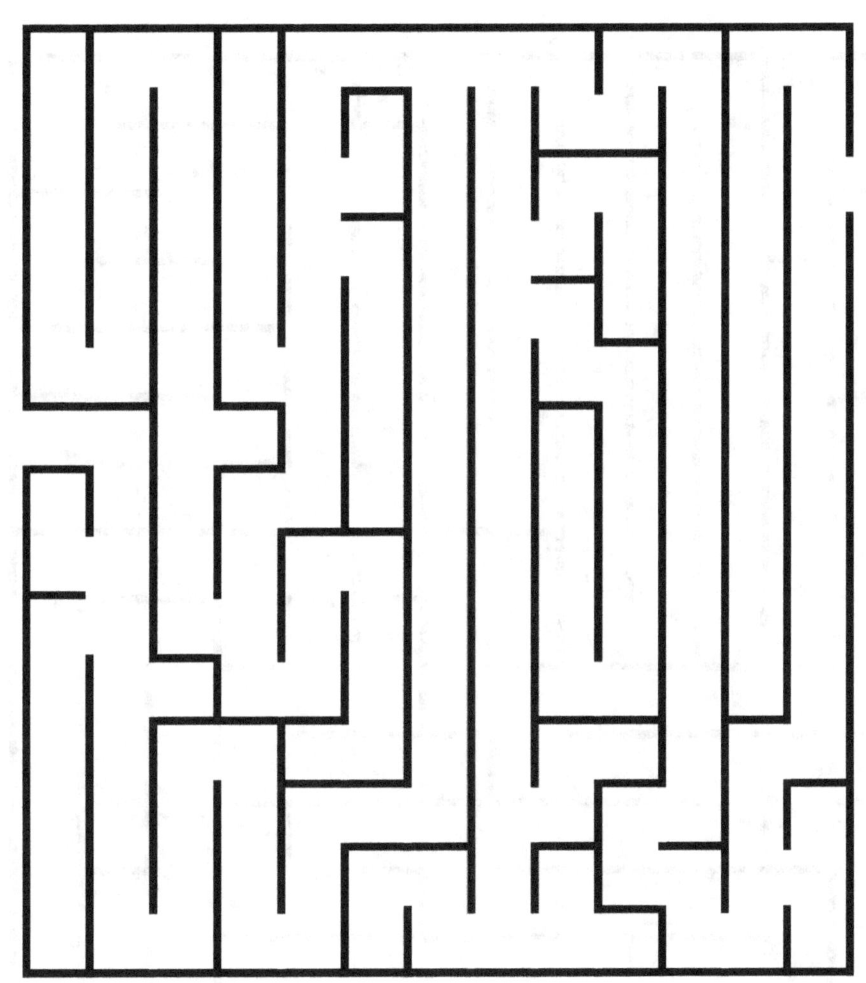

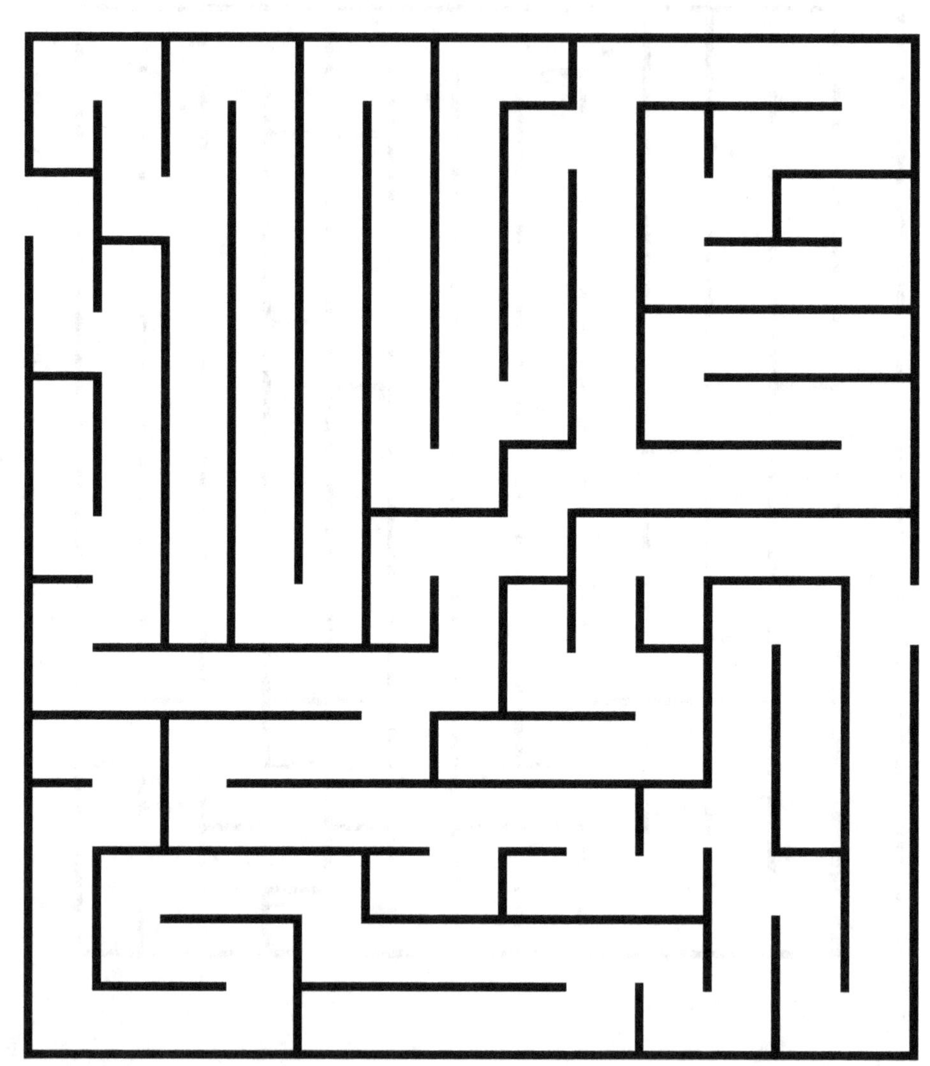

A A C T Y G V A A E T H D B B K
U I H S L R R N L L I A T Q P W
S N I I G R I E E P L E N T R Y
T A L L O T P O P G W O R D S M
R B E D N H P O E F F A R I G Y
A L N E A A P R Y E N I L P D X
L A G N R O I L U G T H W L K W
I R T D T A I N O R O E N O G L
A V K A E S L L E C E M U L T N
Y Z M L A Z A D K M K P E R M J
J U P R N D D E J B R Y J T G J
S I B B K Z Y B R P T A Q Y V T

Albania	Argentina
Algeria	Armenia
Andorra	Australia
Angola	chile
Peru	brasil

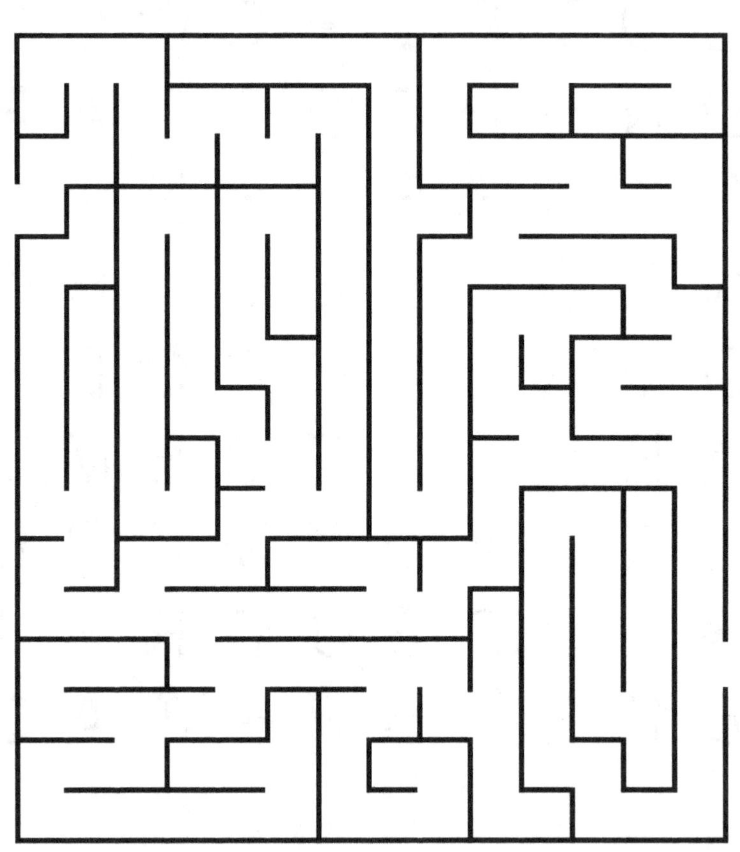

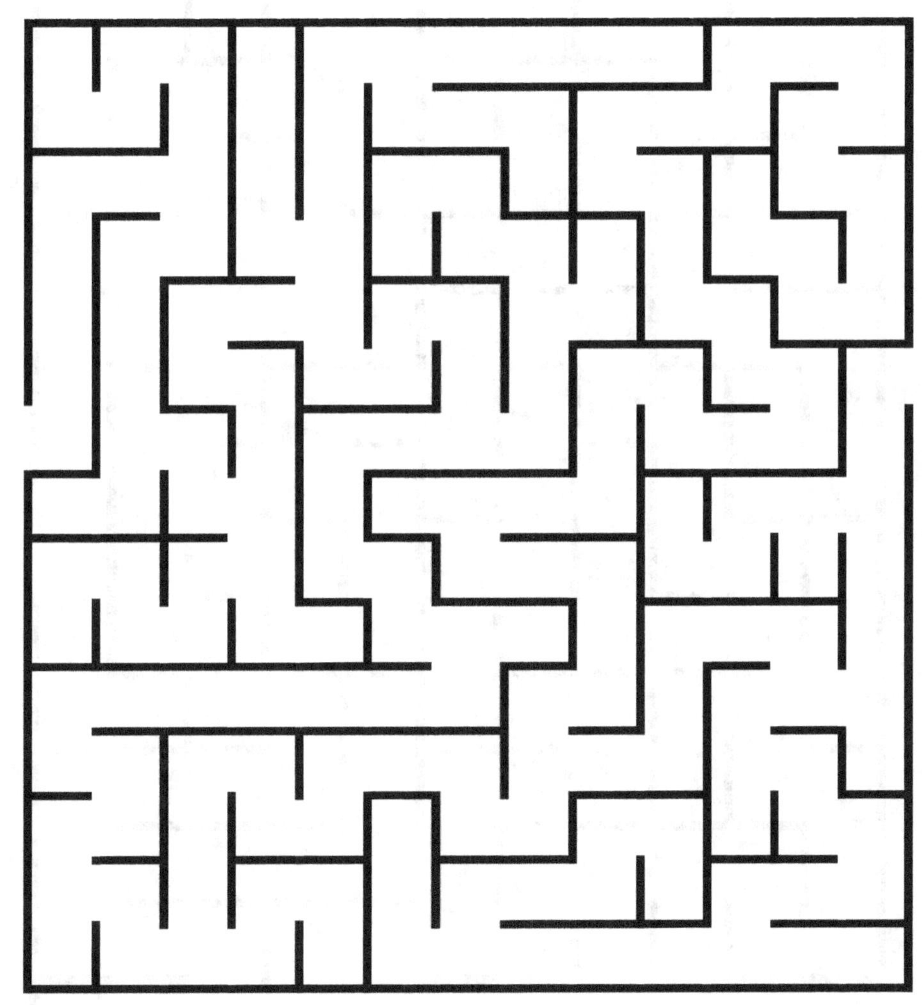

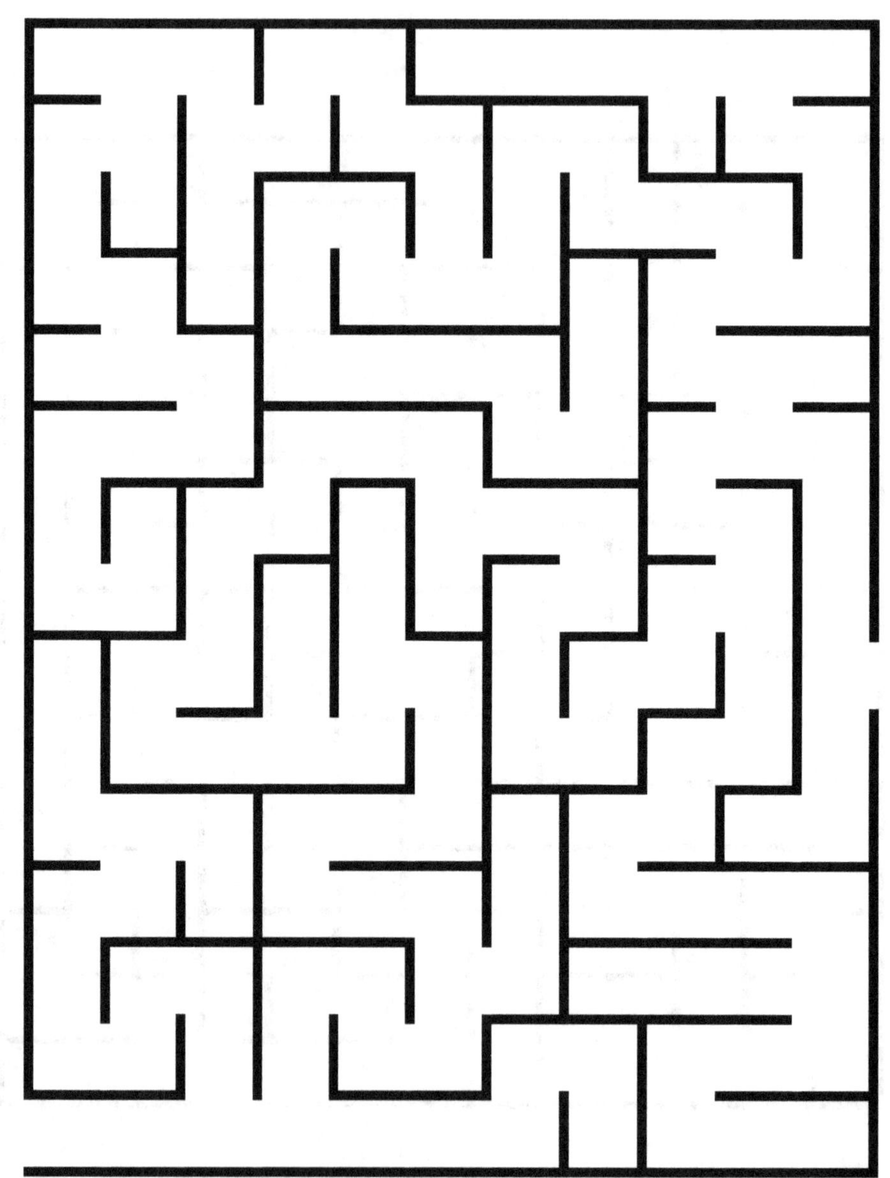

V O T E E G G Y J B R
P Y B Z N N R T L U M
J D O U J T O S L N Q
V T O U N T D E U L B
W Y J E R R B D D Z G
A A L P O S R R E I G
I L L W D A E C P W D
T I A K O P I L A M R
J N W B D O E N F Y X
M E X B V D T B K B G

young	yourself	want
blue	wait	voice
walk	wall	board
	vote	

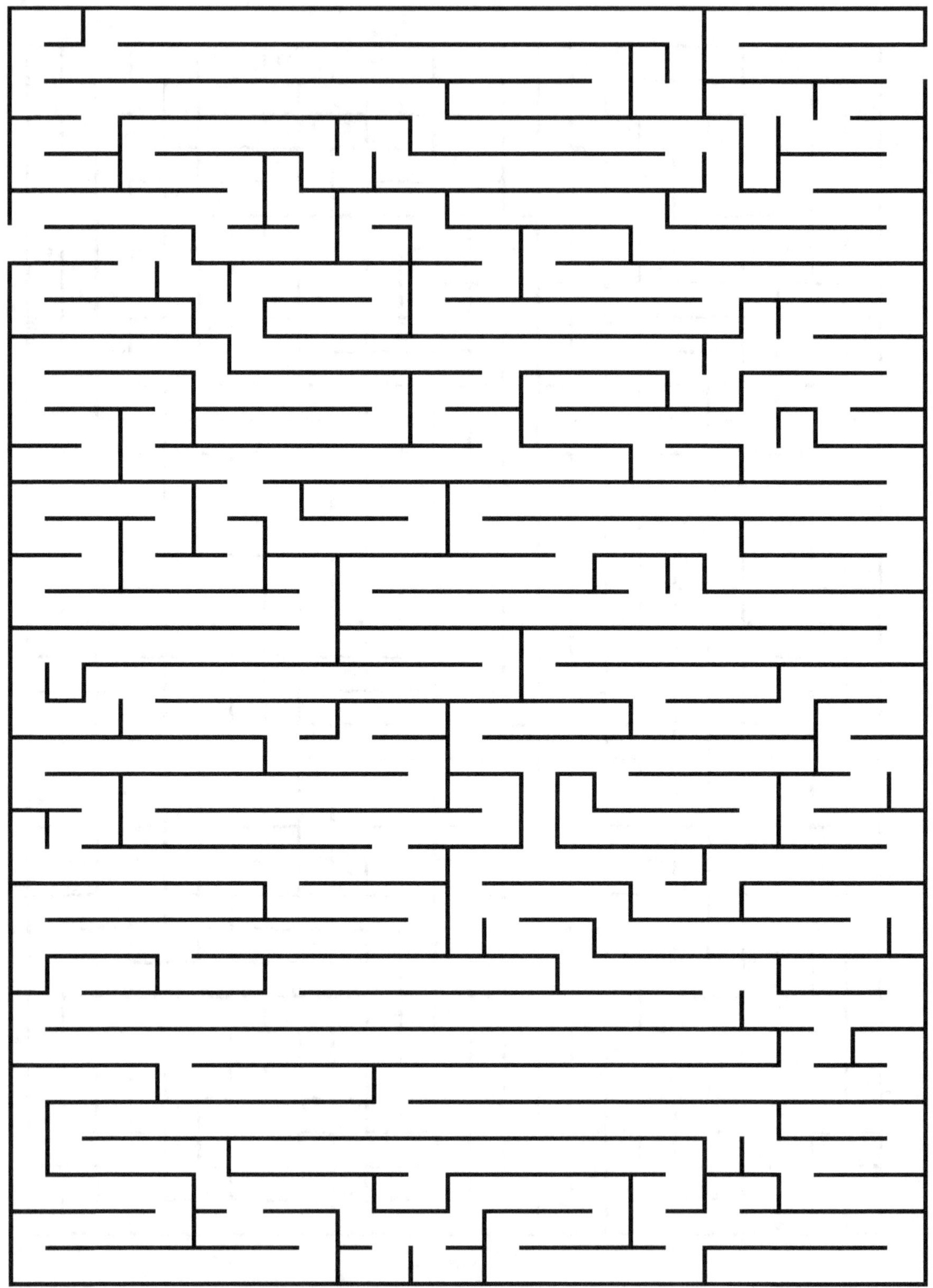

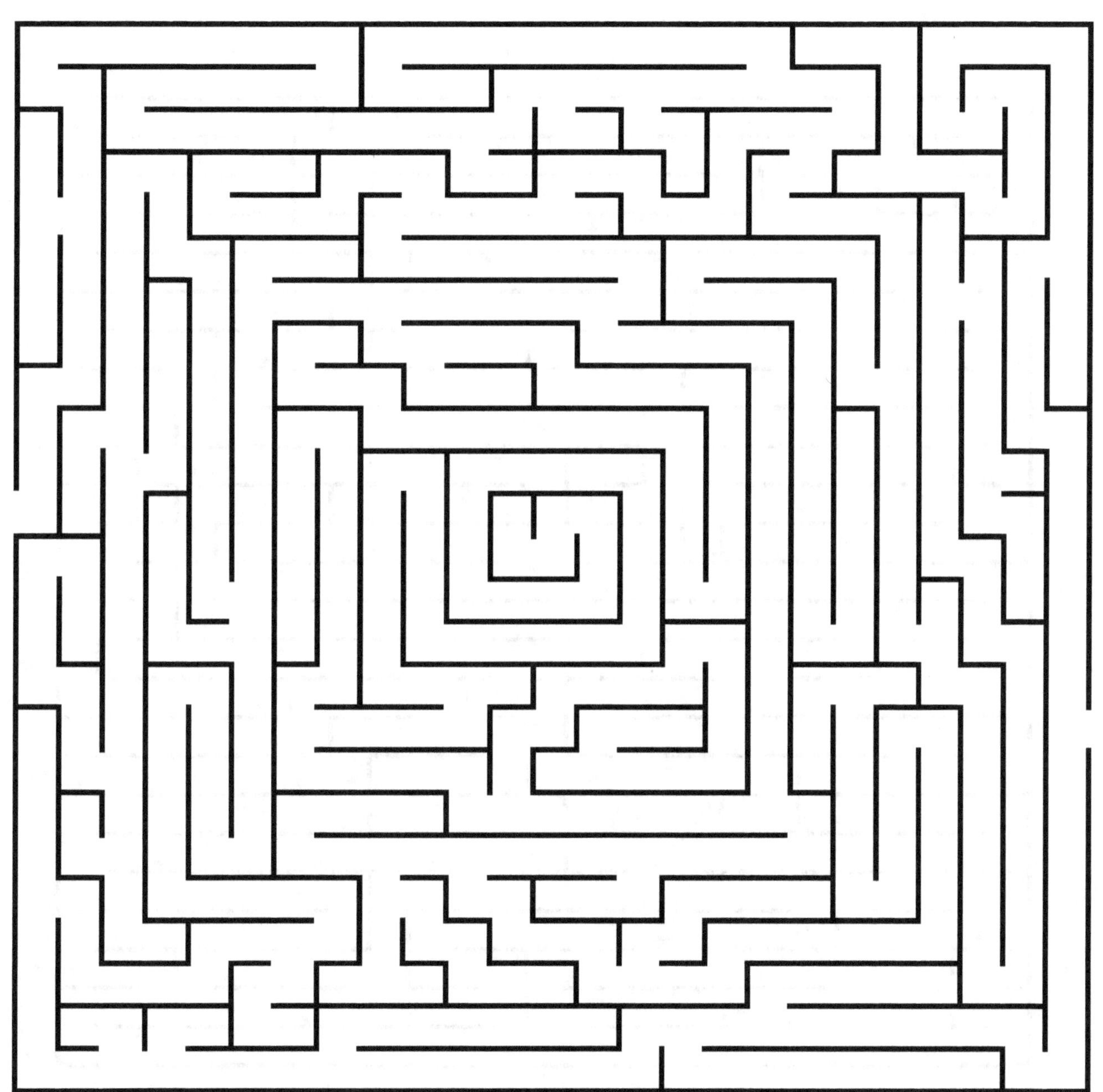

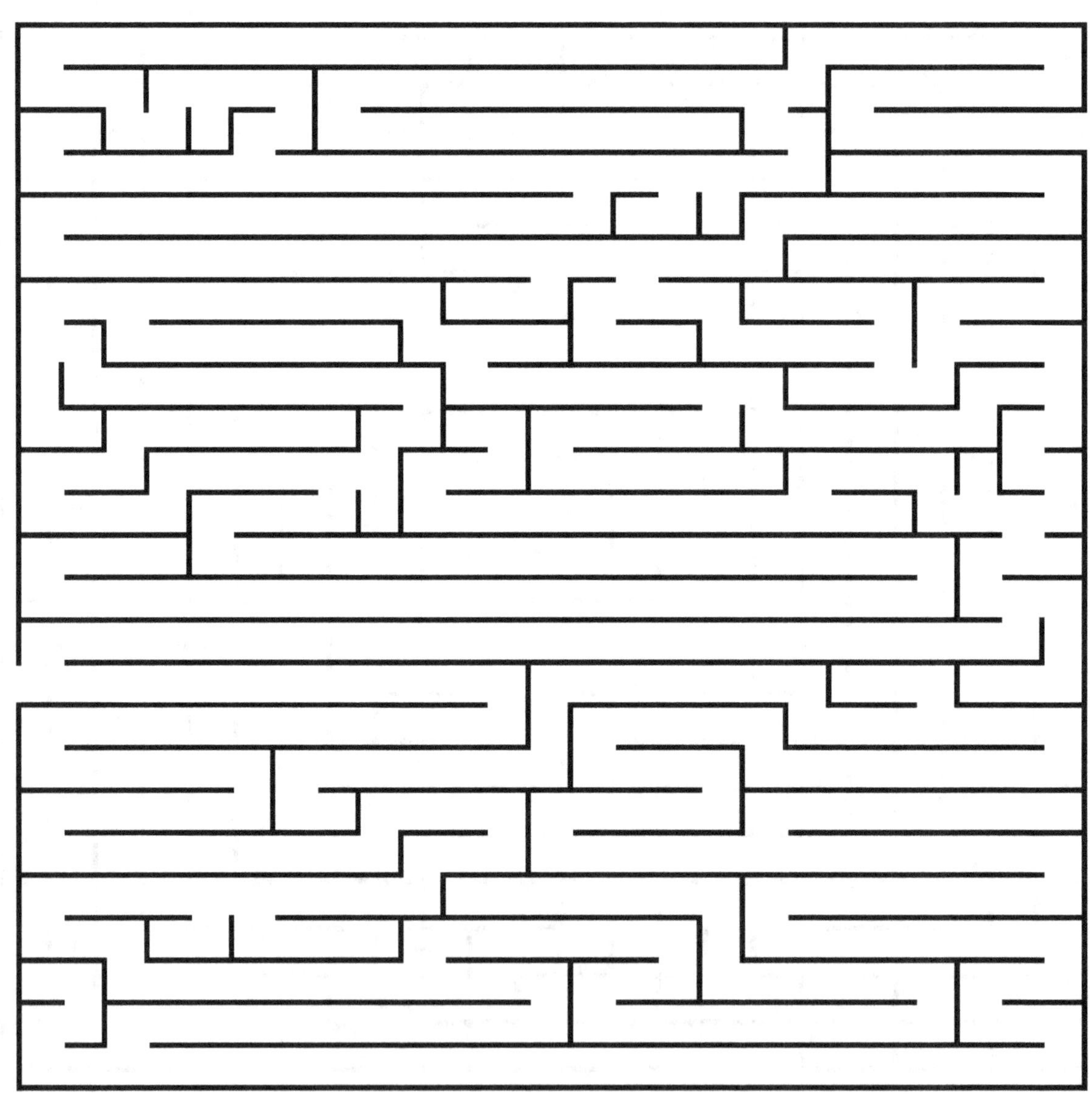

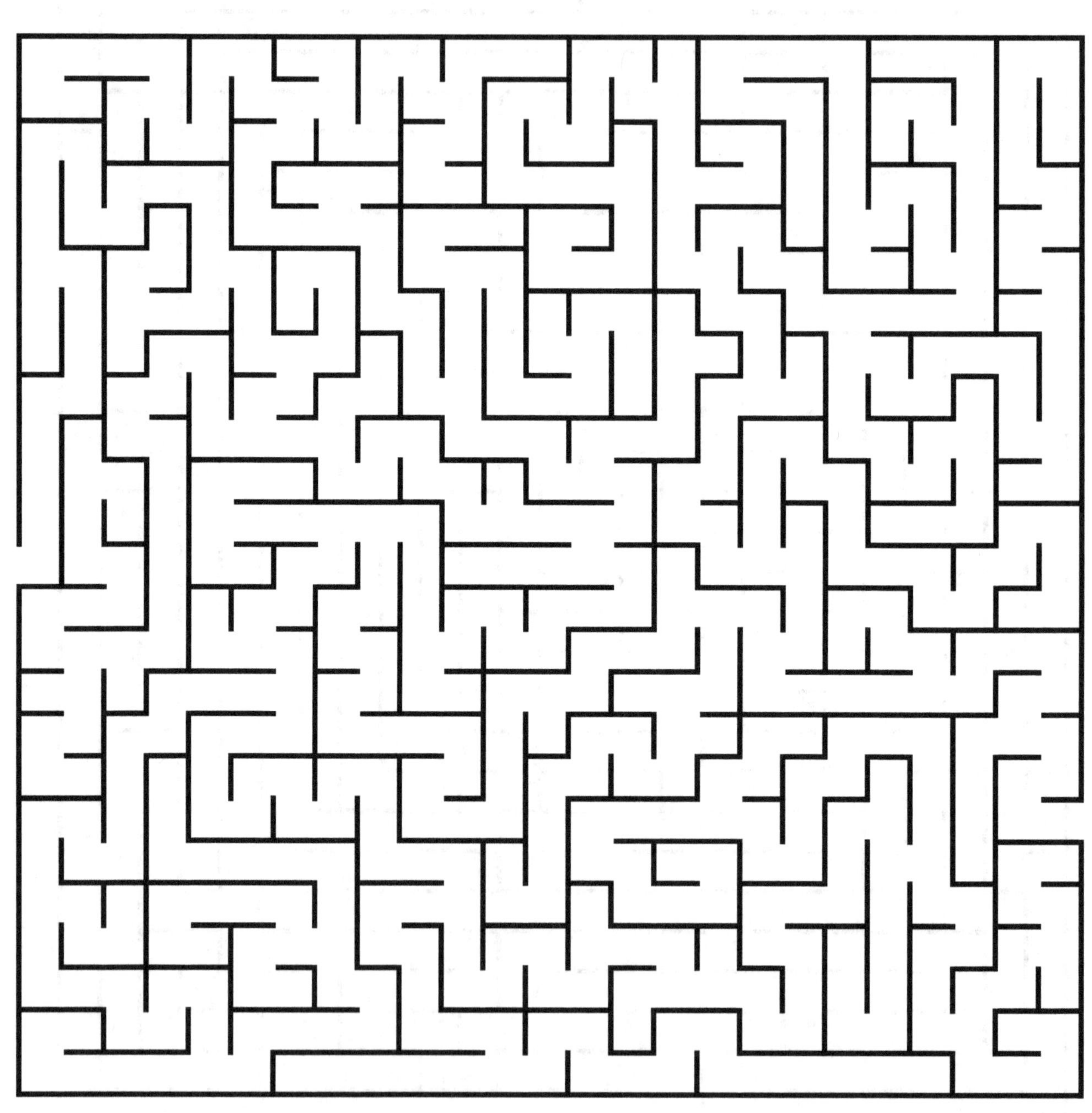

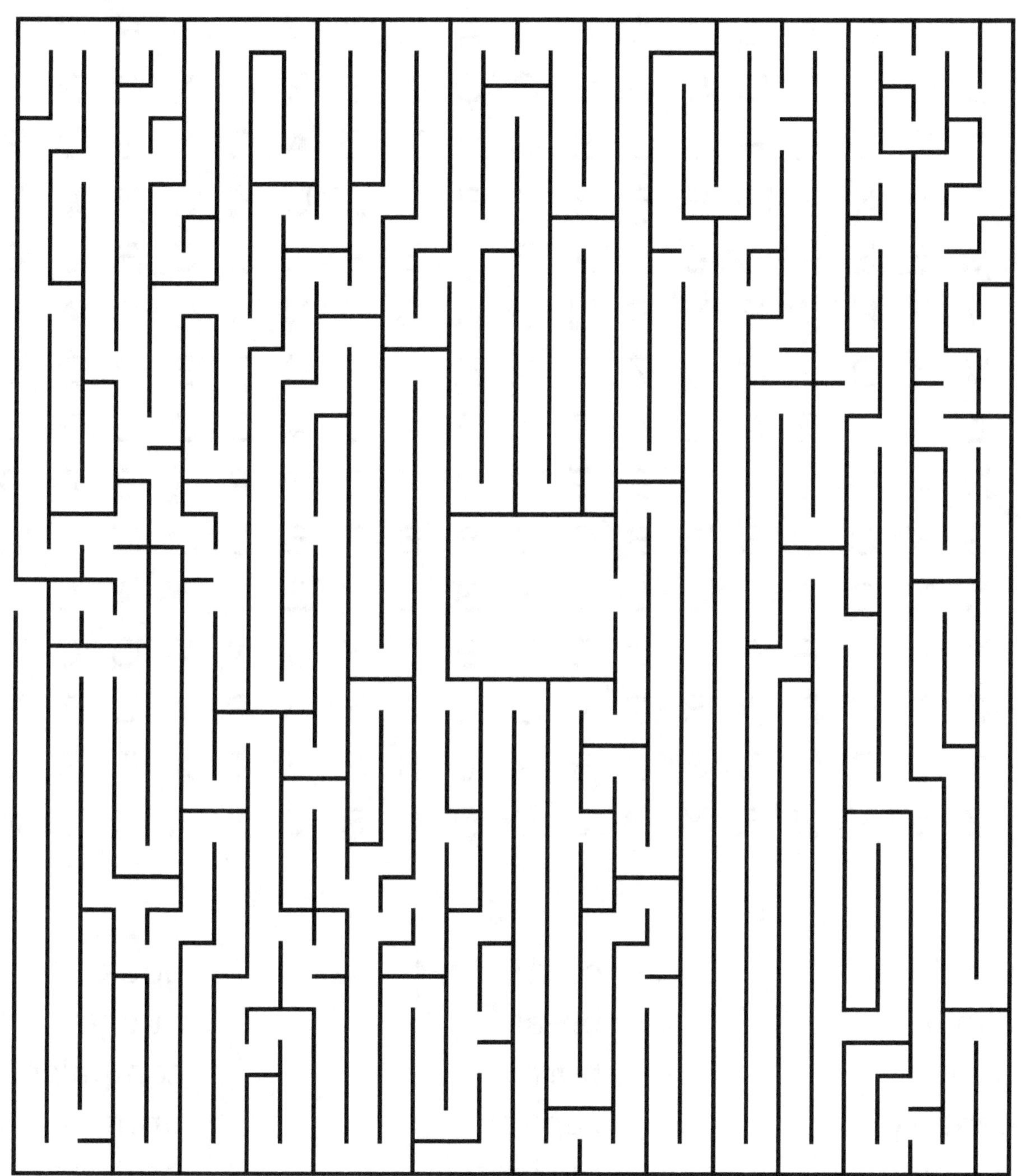

B B R T P M Y D N Q J W D D Z L R D B
M R R C E X R L L D B R L P B J M O V
D N Y O A G Y X K T A R B V B D R G Y
L D M R T M D G G O O W E E M N Q R S
S I Z D R H E U B W V Y O A O N E D R
P S N N E W E R B X R L W U K W R Y P
B M E E P L R A R N E B N L O R J C
T V E N T R Y R N L N G N K W D Q A D
J V X D I M N Z T N R M I R D B R D V
B L J M P S L A T I P A C A O D L P L
G N I D L I U B G W D Y C I P W B A Q
Z G K O O B W B O L R B P E L M M J W
J N N G T L J L I Y B L M Z N I A L Y
K Y K I P P L U D Y E J Y J N T Q C M
J Q T M R A B O M U L T Y A P Y U Z Y
J N L Z M B B L R X L B M B T X T R L
P Z V Y N R Y D J D D N R J Z R Q L Y

would	card	book
allow	break	budget
body	born	campaign
century	capital	bring
building	business	brother
camera	build	board
world	animal	worker

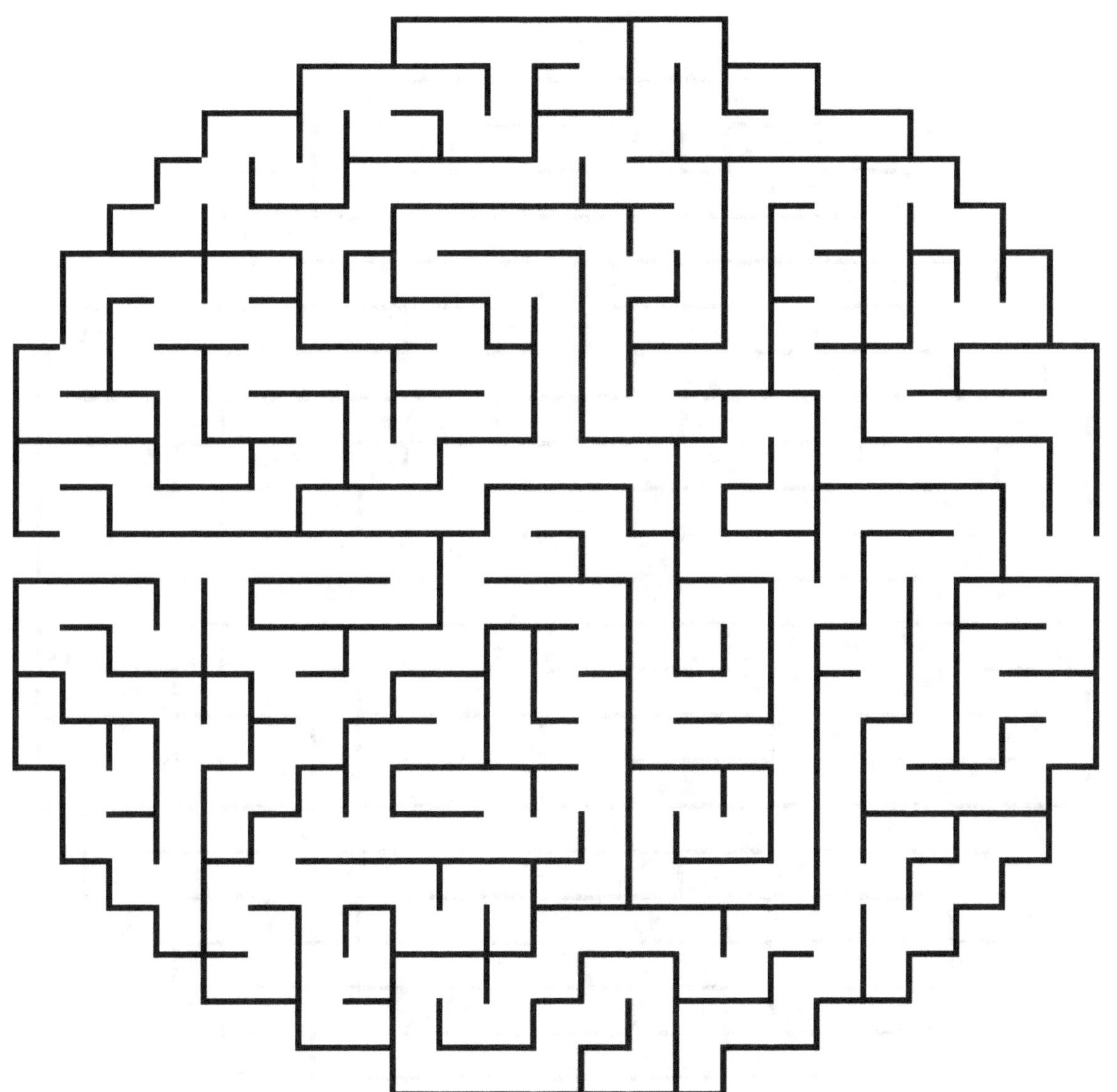

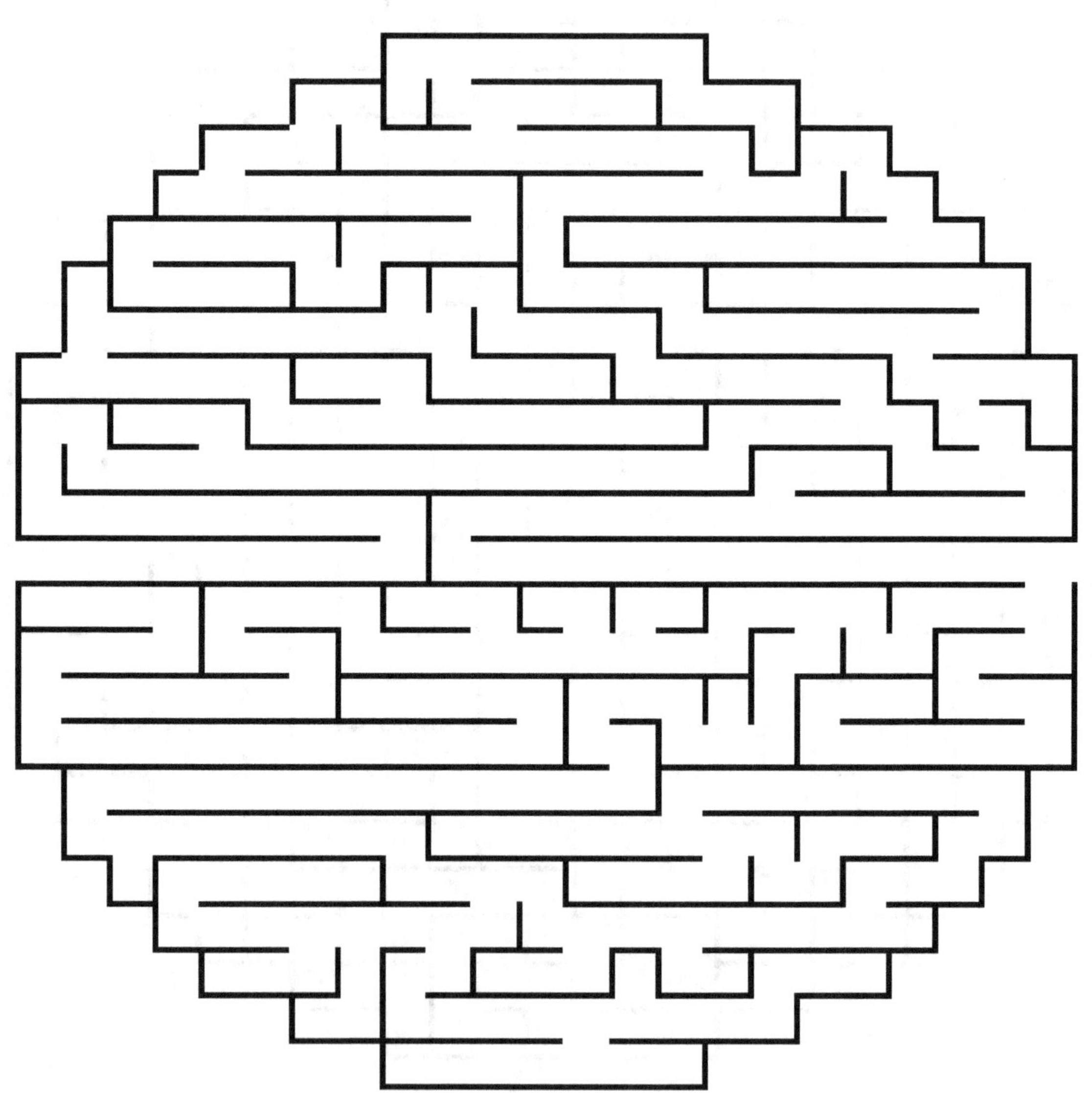

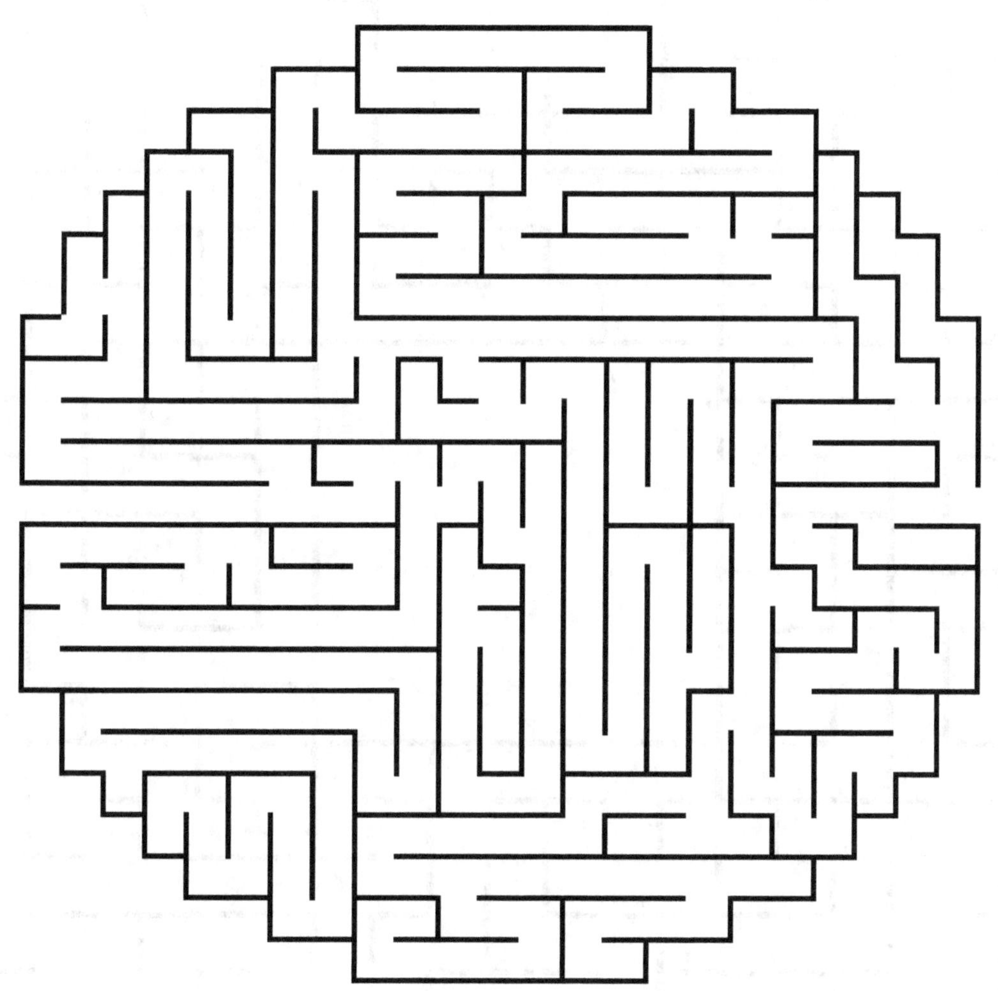

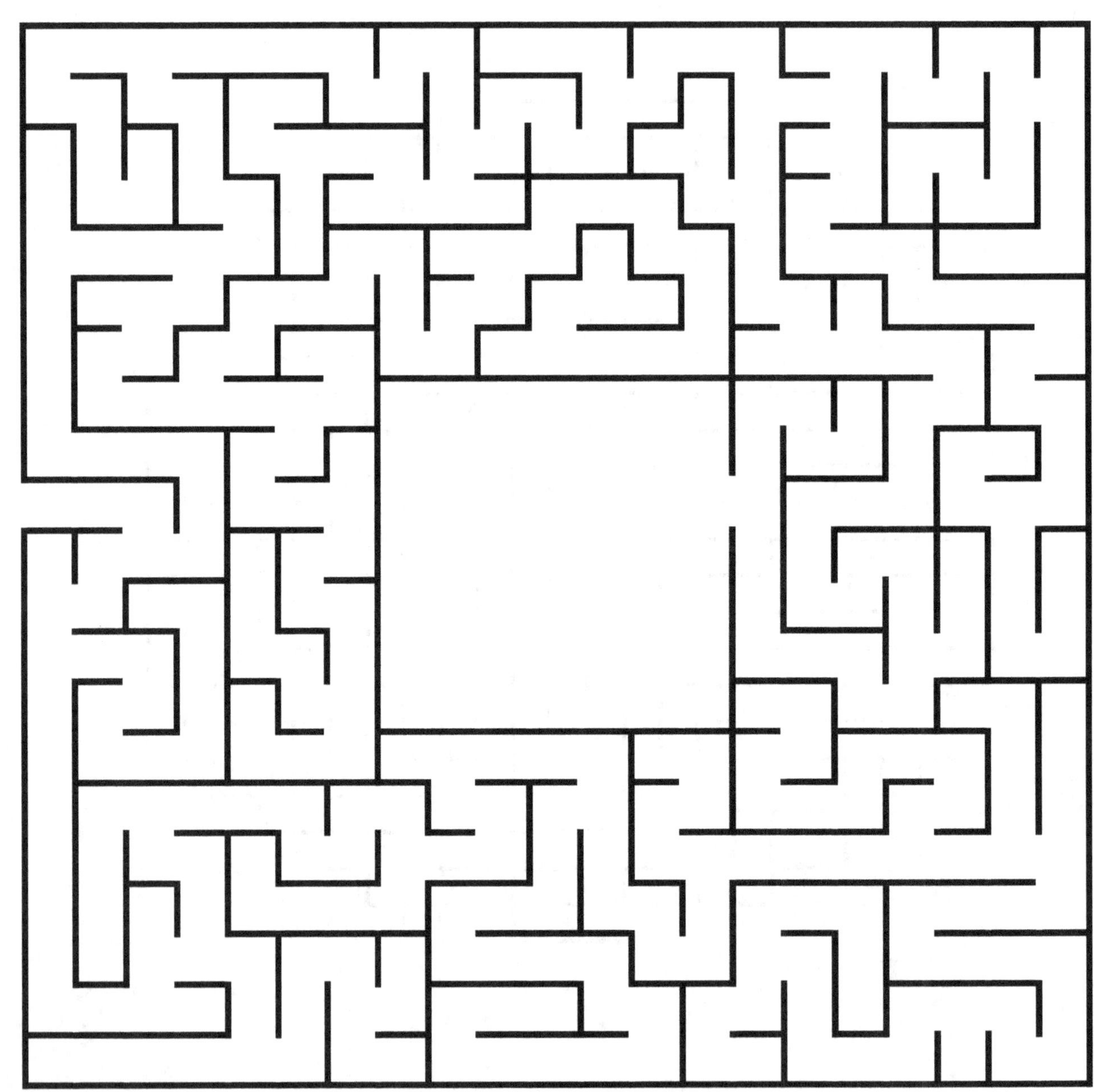

instead	batter	bamboo
barbecue	interview	interest
banana	information	basil
international	baked	institution
interesting	barley	inside

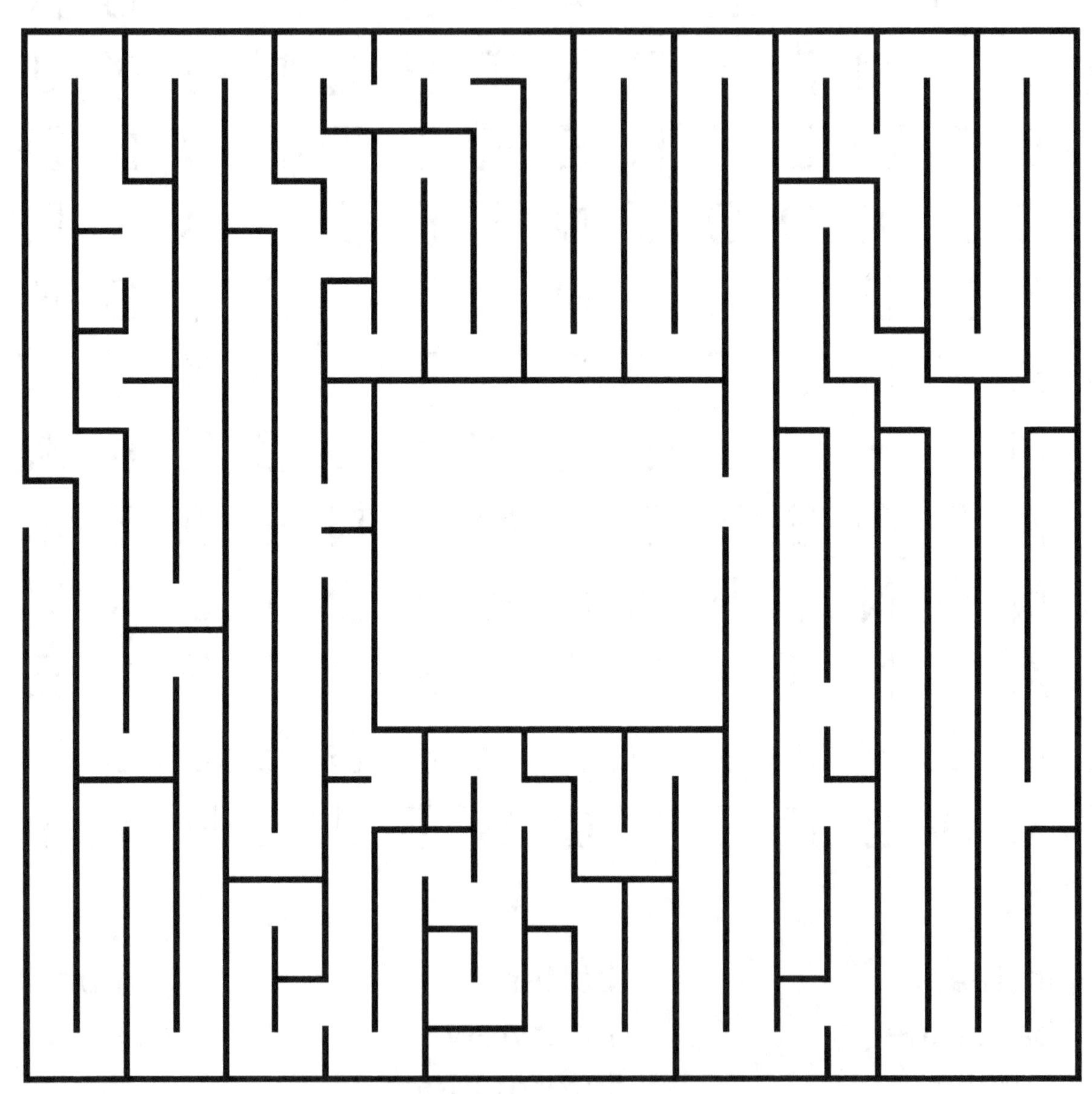

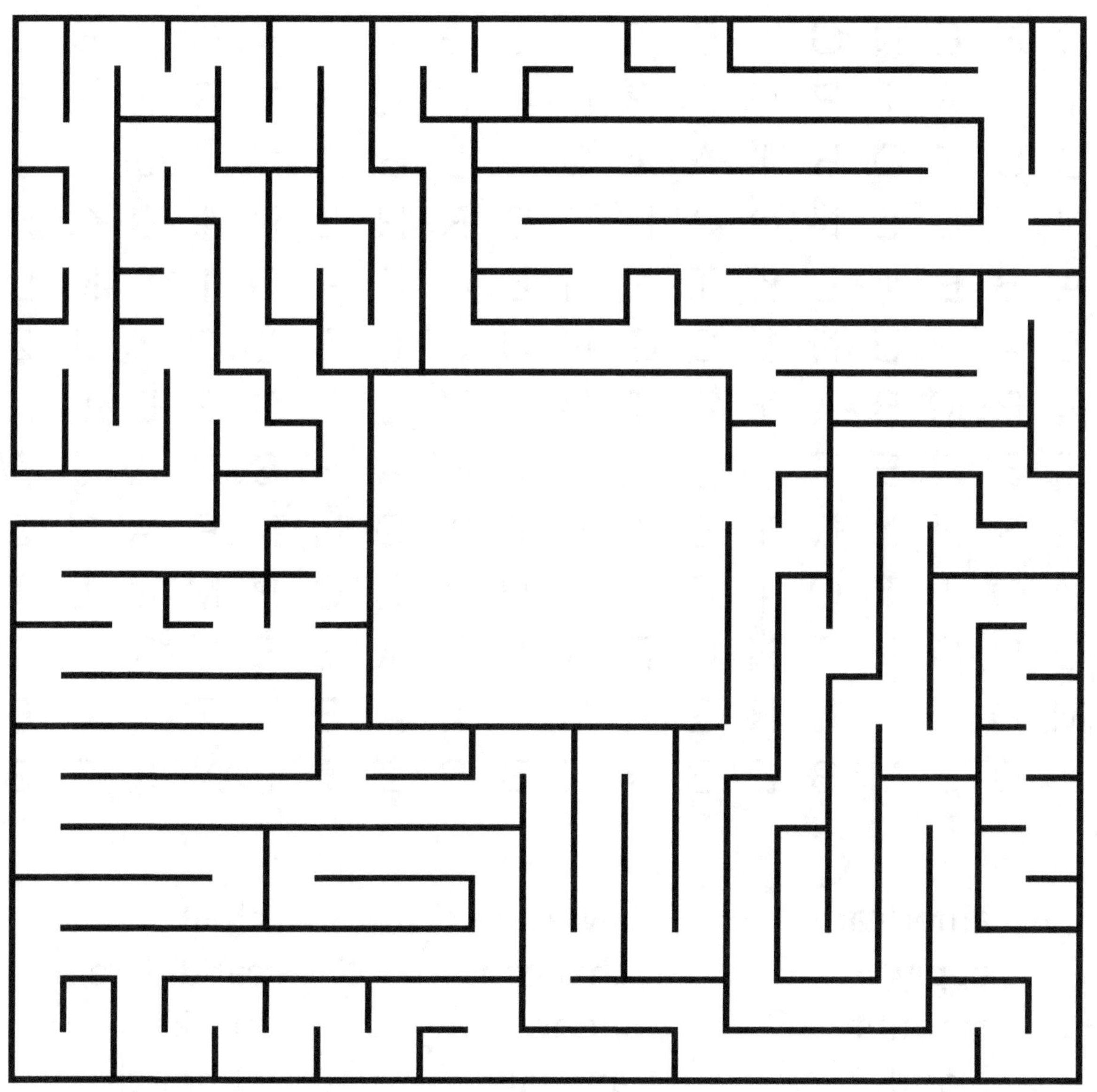

E S Y O D N J R N T C L B K M B M G
T S N L N V G T E E A U N B C R N T
A E E G N E M G R T I H R H J E V N
D N E N G I D T I L G I A K C P R B
I I W I P U A P D U N L E N R E P R
D S T D B I A T O G L B A N A J Y Y
N U E L N C J H R E R H L P I B G R
A B B I L K T N N E C E P O I L M D
C A M U N L Q G N N C L W L O X J Z
R B M B A Y E T D R Y L L S P D L X
T E A E T K R N A L W A Y S N A J W
N Y H L R Y B I L L I O N K P A N Z
U O I T O I R I A H C L C P M U L T
O N G P O N C R V Y T A E S D R O W
M D K I L R E A M J L A B X T Z J D
A D J M B E B R N B R Z T L Y K T B

american	always	chair
apply	challenge	candidate
amount	alone	black
blood	appear	although
beyond	between	certain
chance	answer	certainly
bill	billion	big

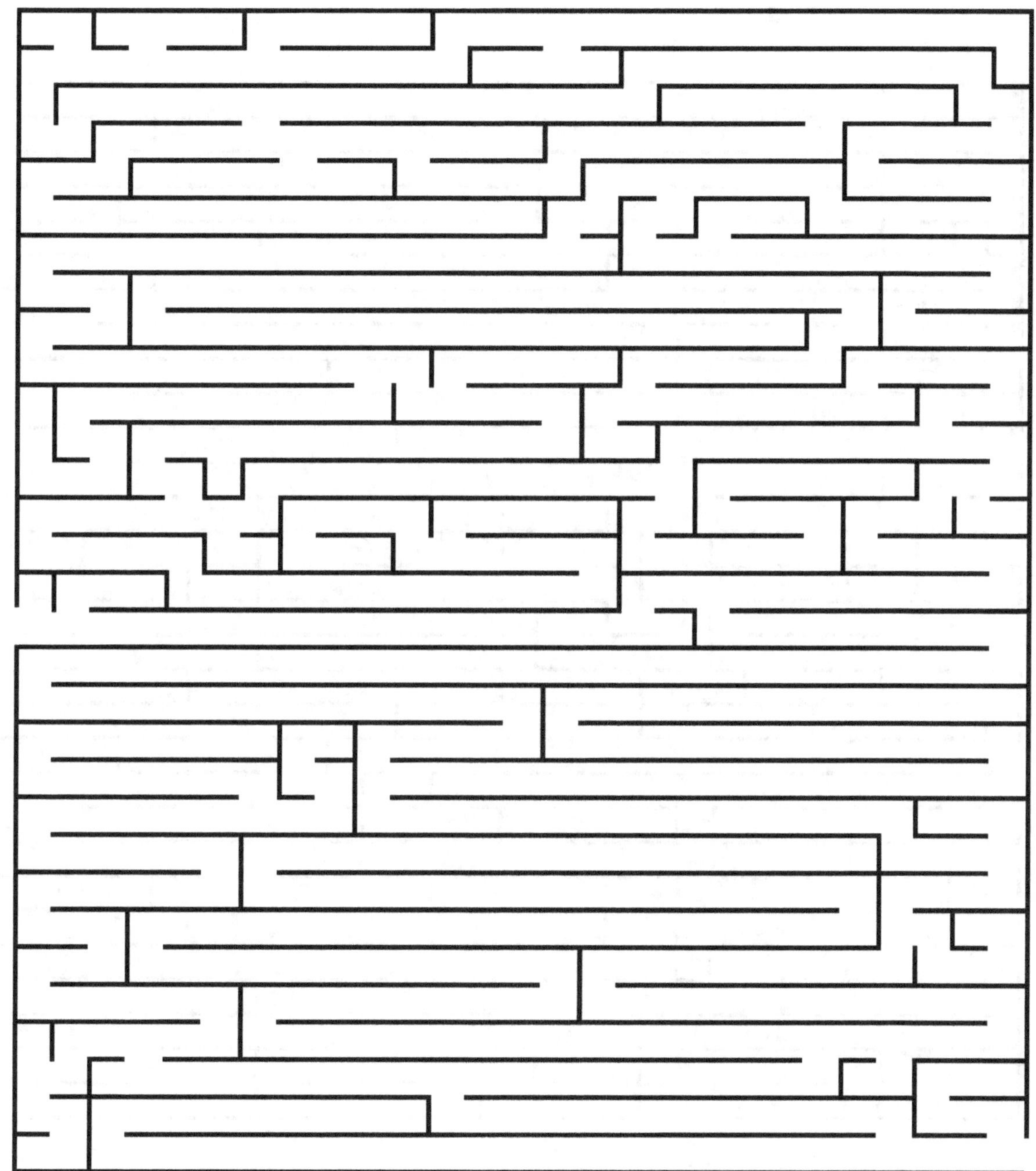

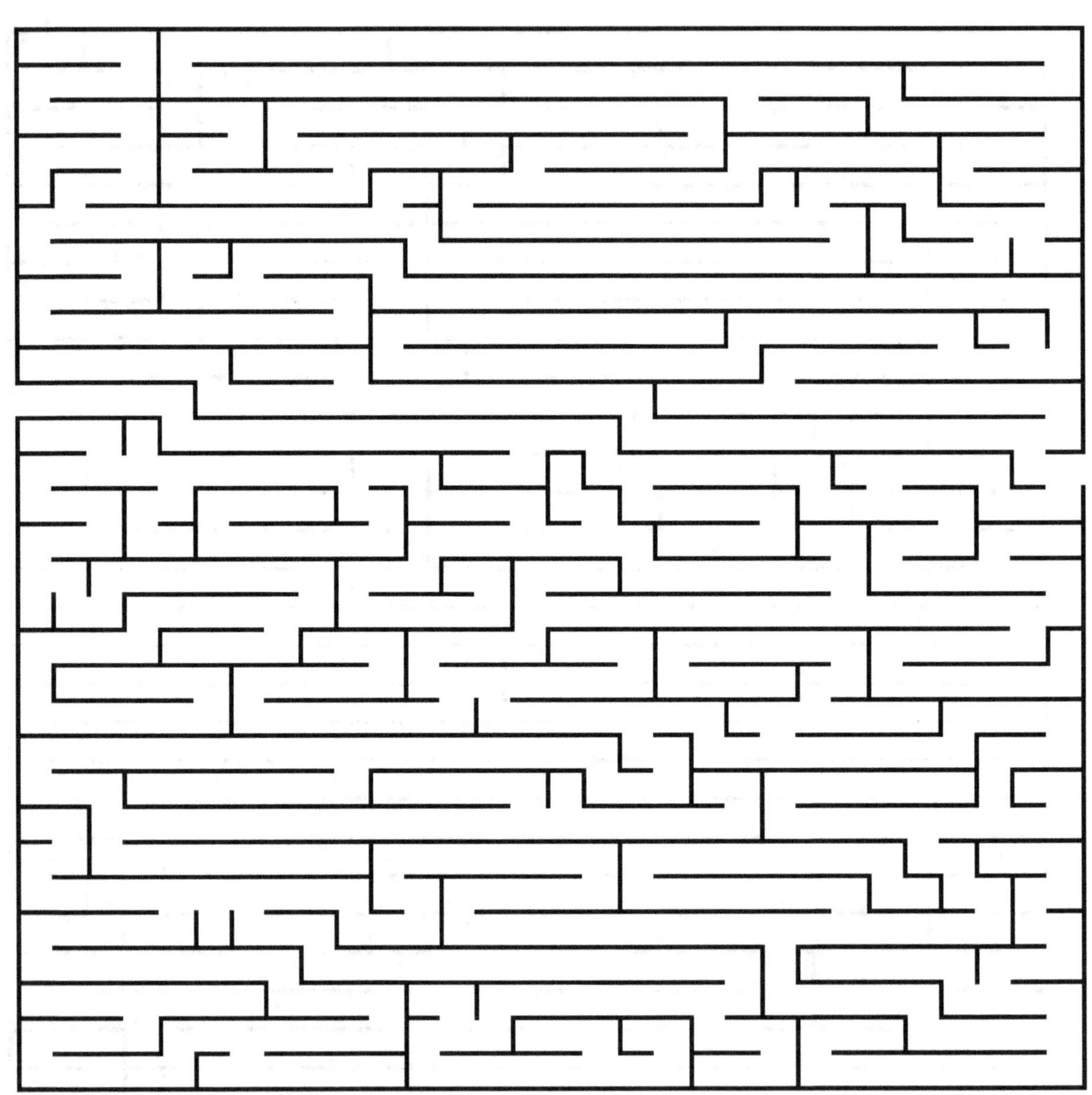

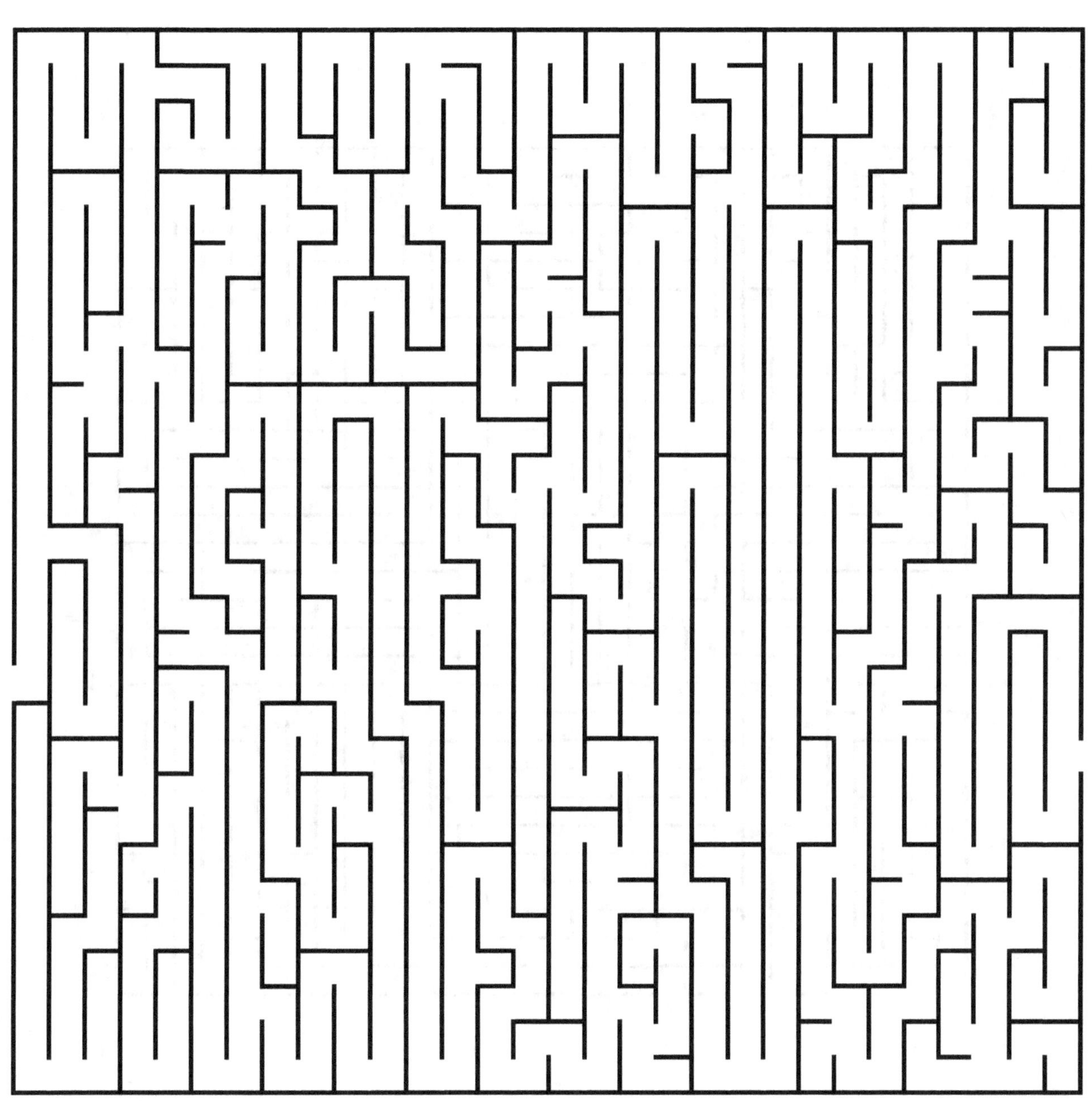

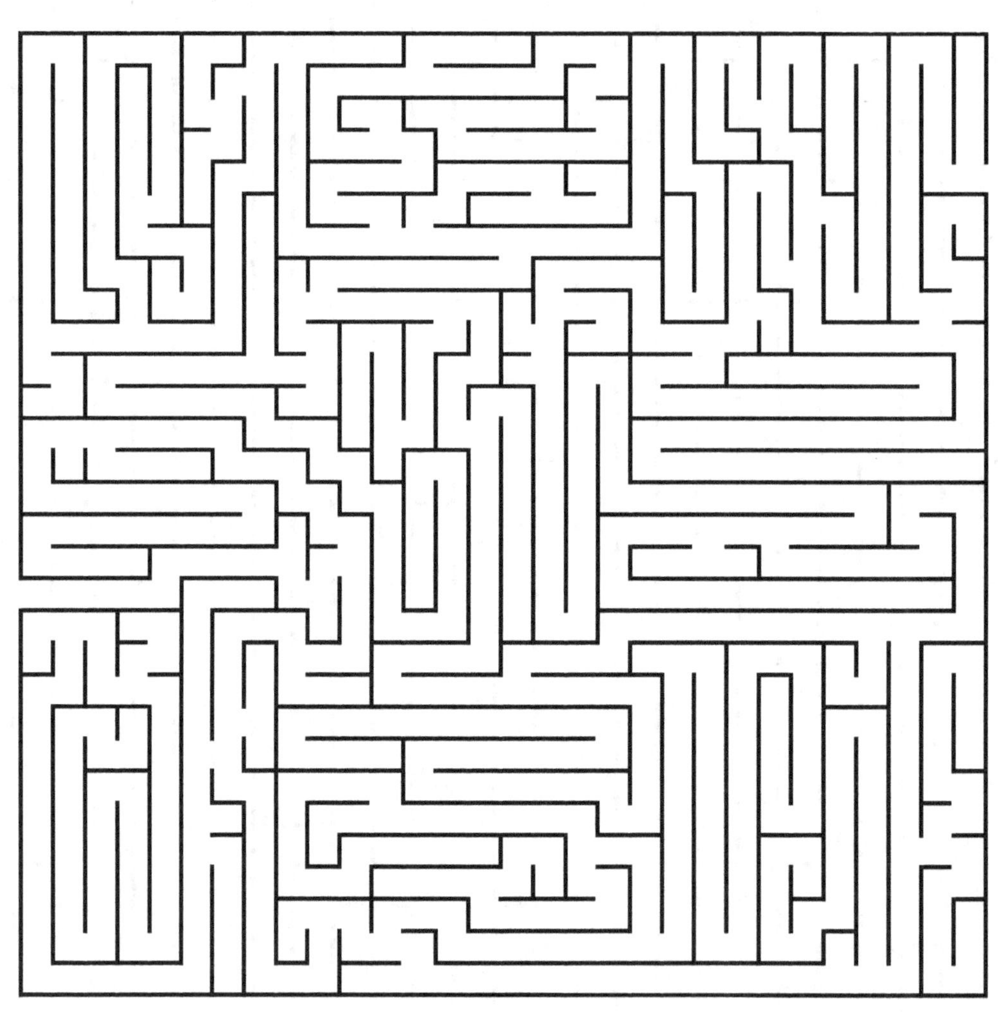

B L A P T Y B B V F E F D G
I L P B Q I E M S L O G Q N
S E P R T R J F P L R Z R G
C B L T R L S I O L T Y M J
U C E Y E F E W S R E P A C
I R A K S W O M P E P P E R
T T A L E W Q D A T J R Z Y
K C L Y O T T F V R R T X J
Q L B U E R R D J C A N D Y
N V Y E M P I R N J X C V D
X P B R R B N E P N R G J Y

beet

bell

berry

biscuit

candy

capers

calorie

bitter

apple

cake

caramel

pepper

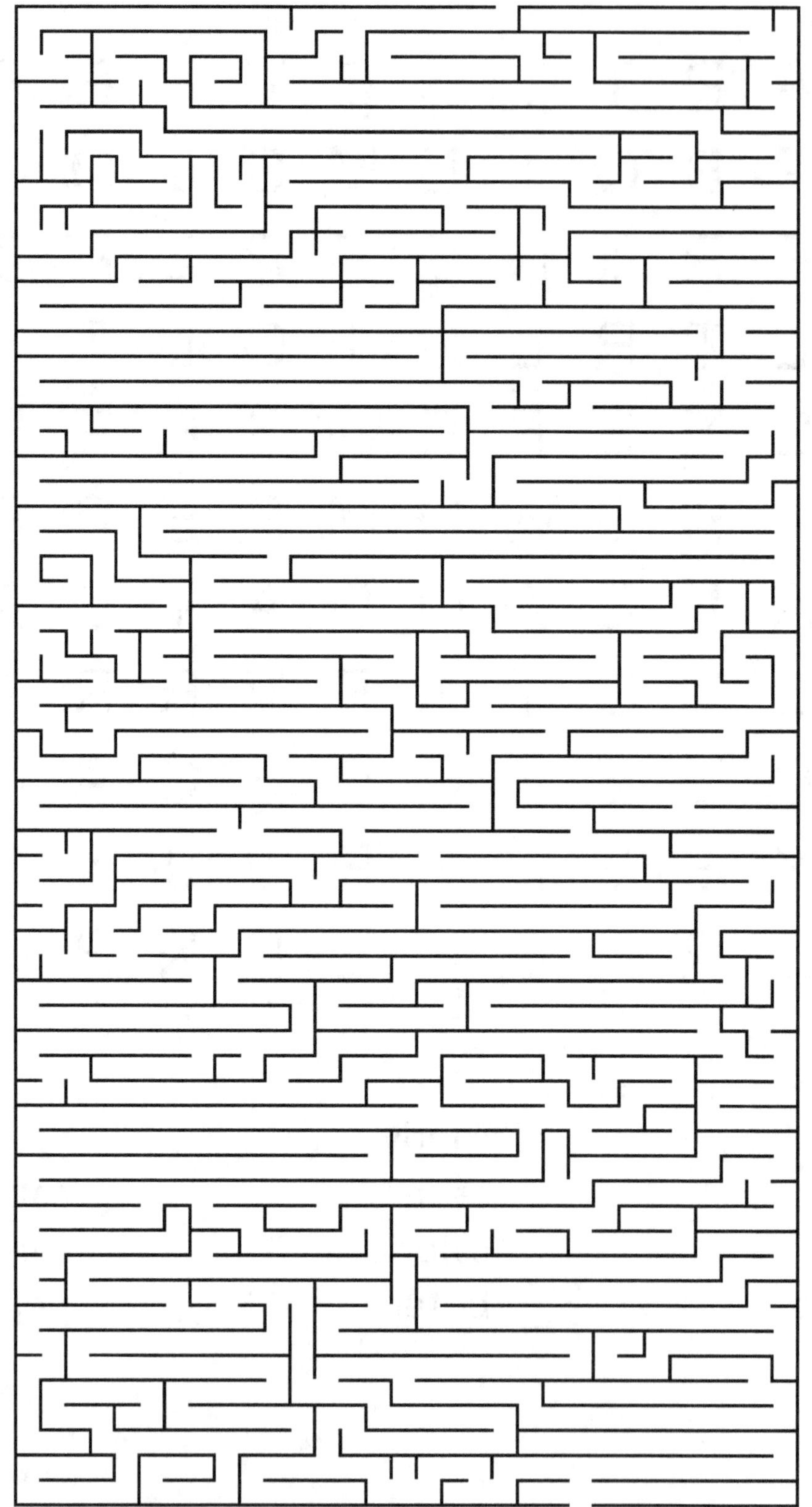

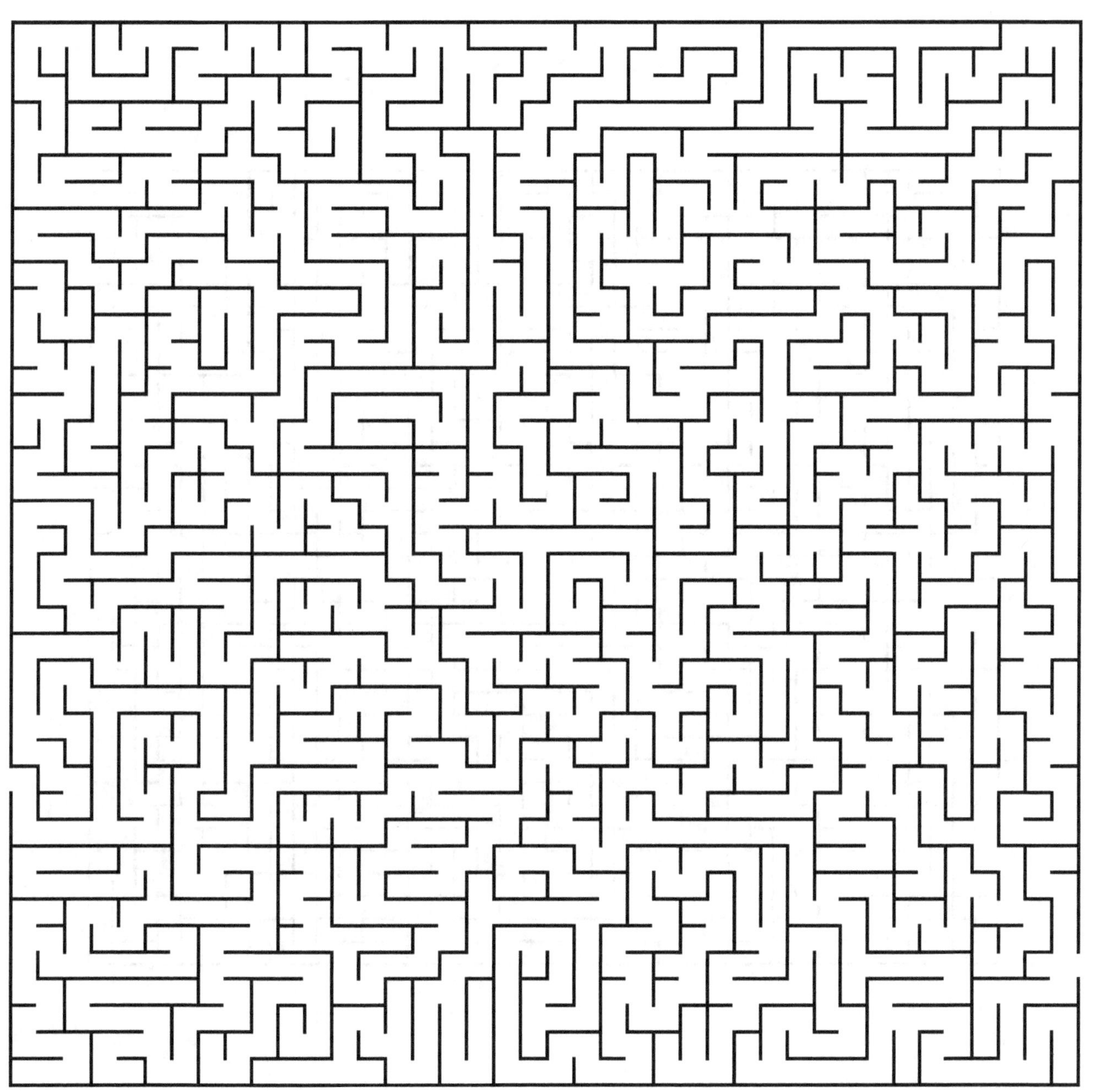

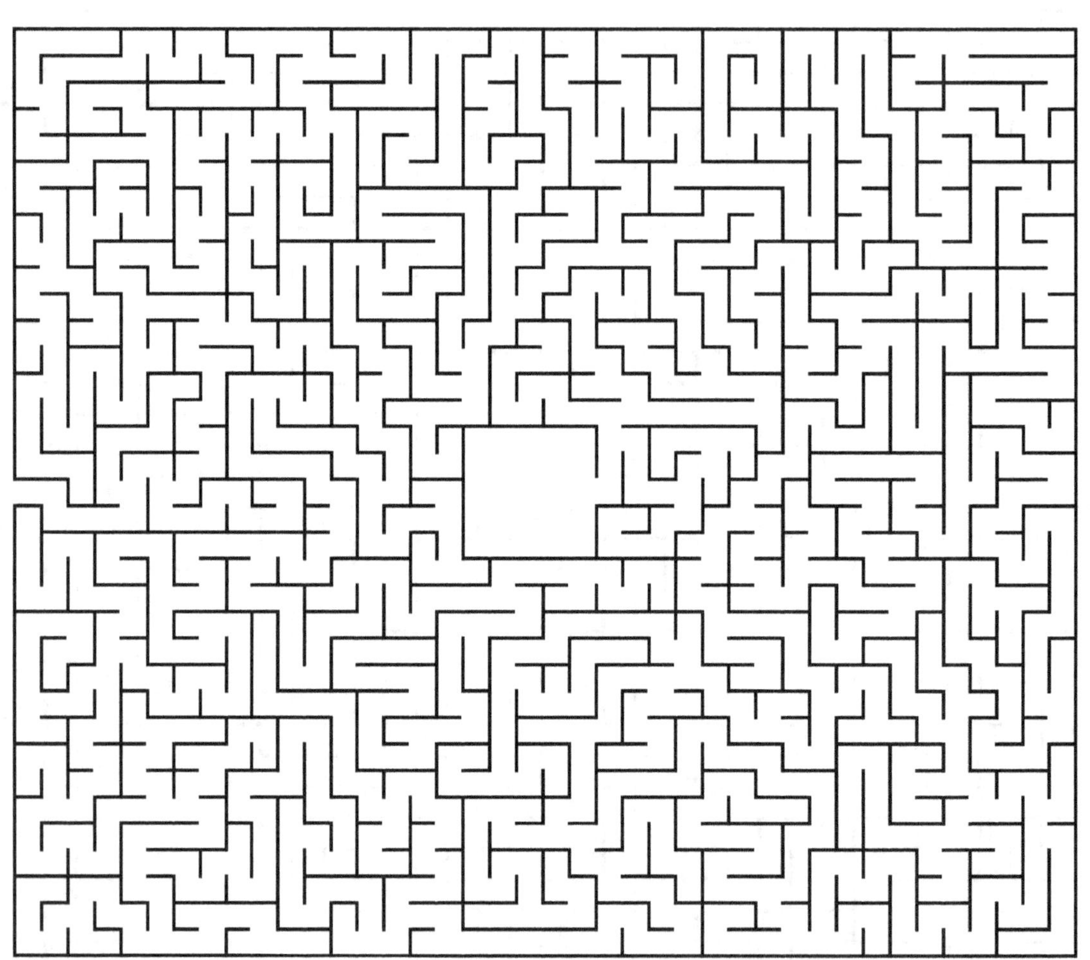

```
B E F O R E R T R E T T E B Z E N B T K
E E T E G D U B M L Y E P B N O A R M J
V T N T Q N G E L C N E D T I T E L M J
E B R E K Q E Q C I R D R T A N M T M V
I U M A F T D A L T B Y N E O P D W R B
L S K E I I P G R R R E R A S K M N Q T
E I N N M I T R N A M A H L M B U I L D
B N G K T B Q N T I M Q J I E D L L B N
E E Q A R R E M N E D Q R H N A V D D J
M S L P K E R R S M R L A Z R D A N W T
O S Y R L B L S Y B E V I T B R W T R J
C Z Z D Y N A B N R I T I U R S D R O W
E D D N D G I L B O N S H I B Y K J J V
B I B U E R P O R T T I V O M E M O R Y
M M J O P P L O D H L E G D D Y Q X T M
X N V R B J E D T E M U J E Y X L Y K M
N J P A J B M T T R Z T M Y B P T L D Z
```

benefit	artist	behind
middle	mention	memory
begin	better	art
method	arrive	area
become	believe	before
article	blood	around
behavior	meeting	arm
member	ask	message

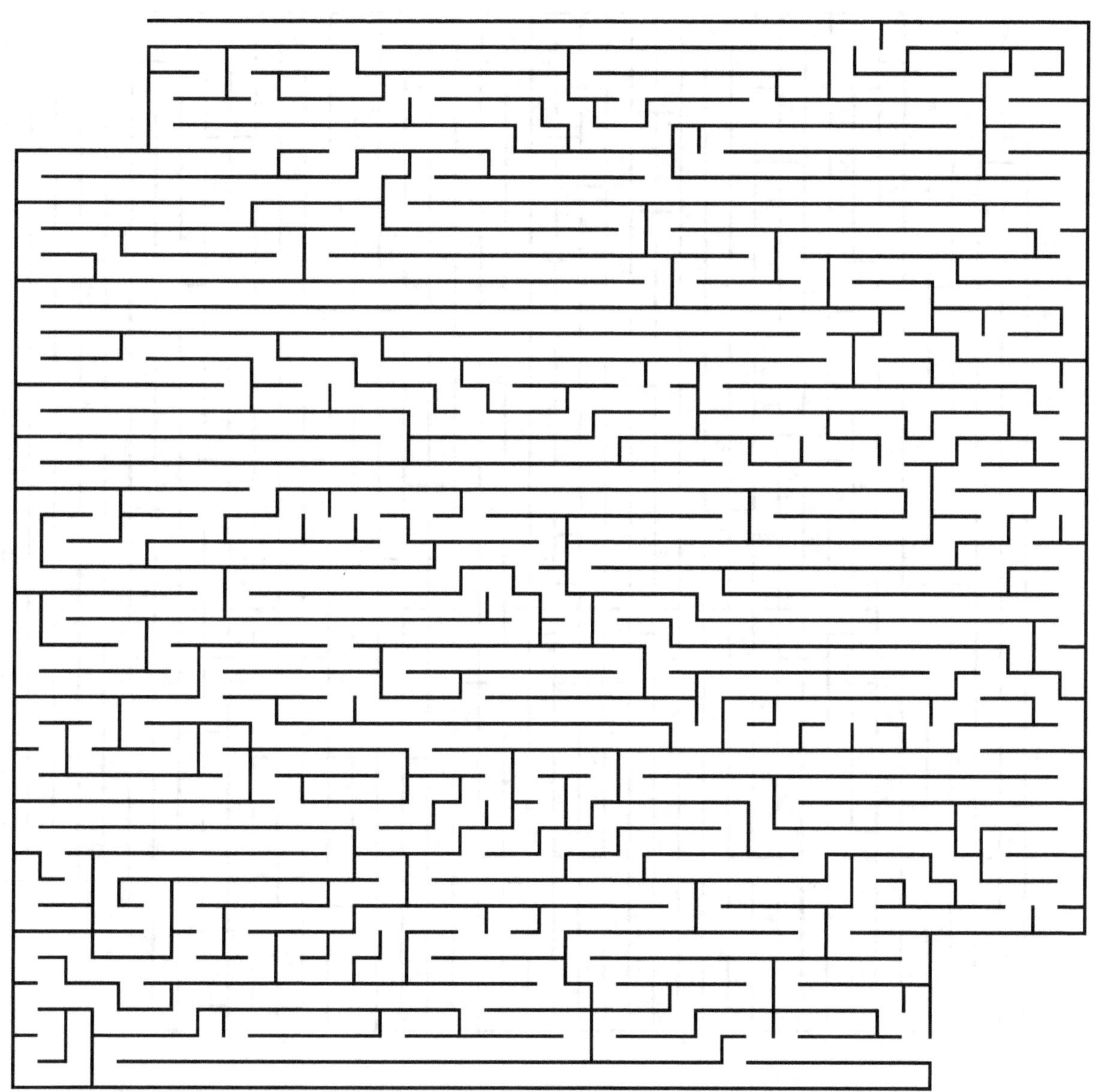

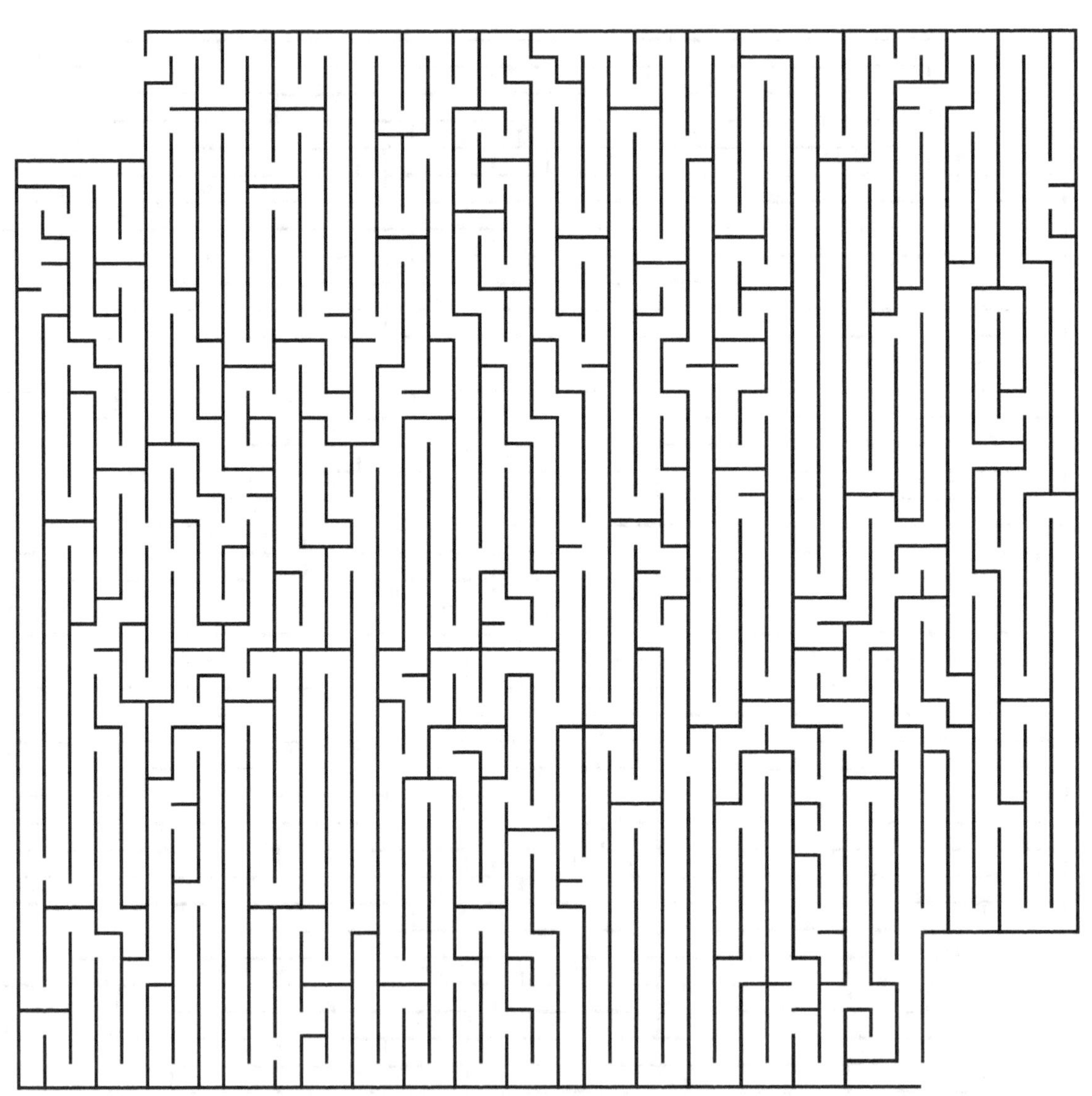

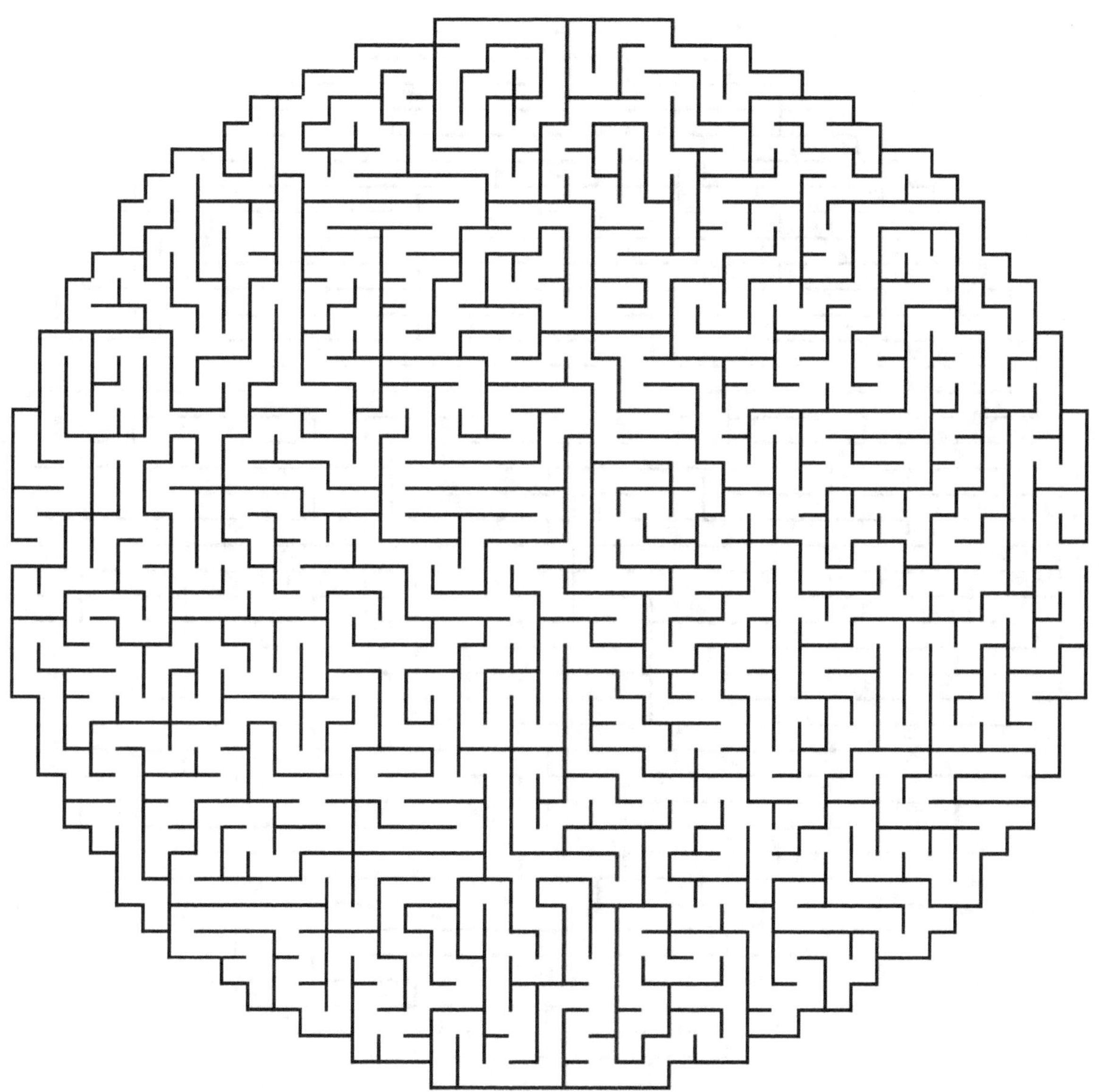

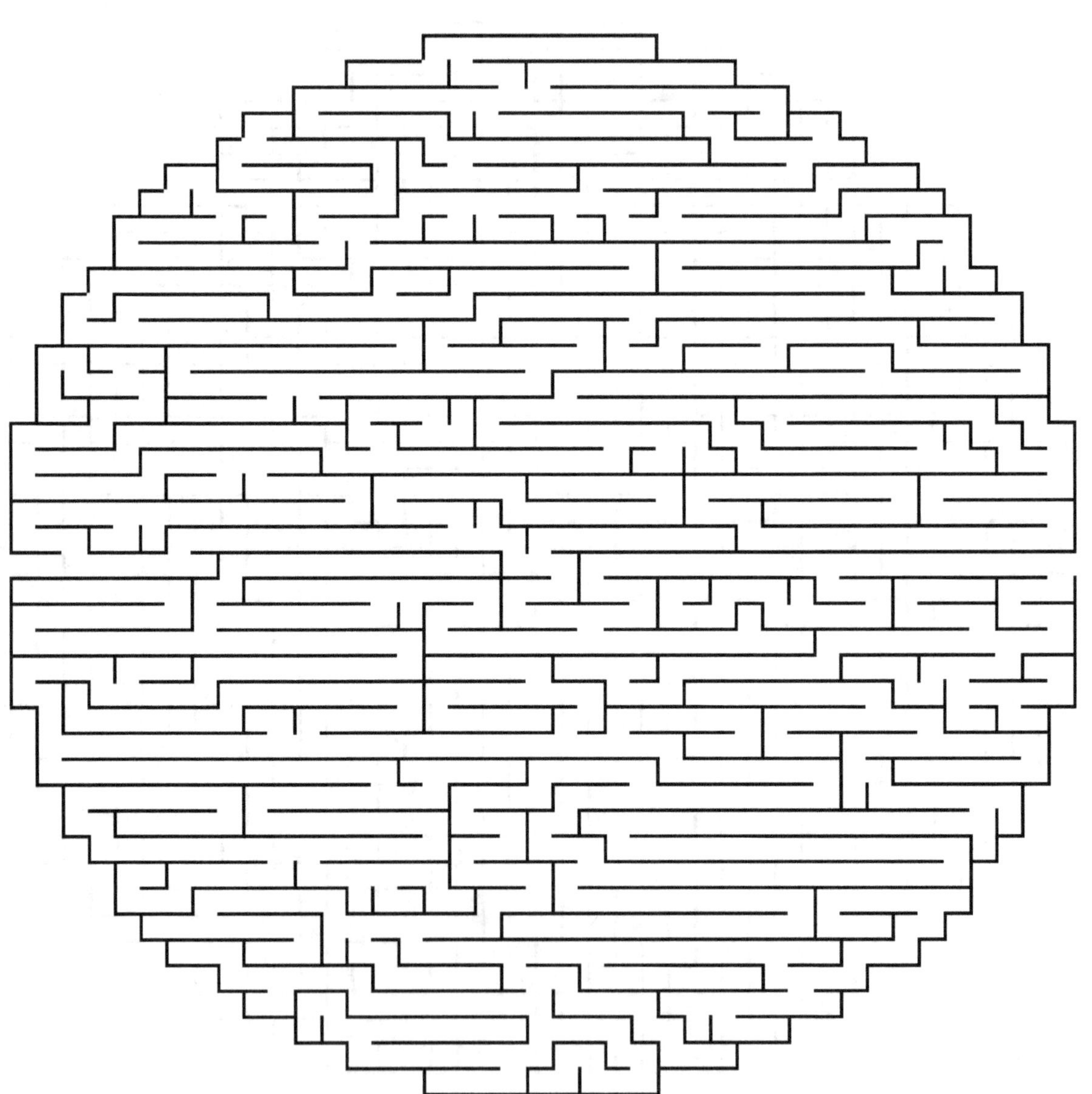

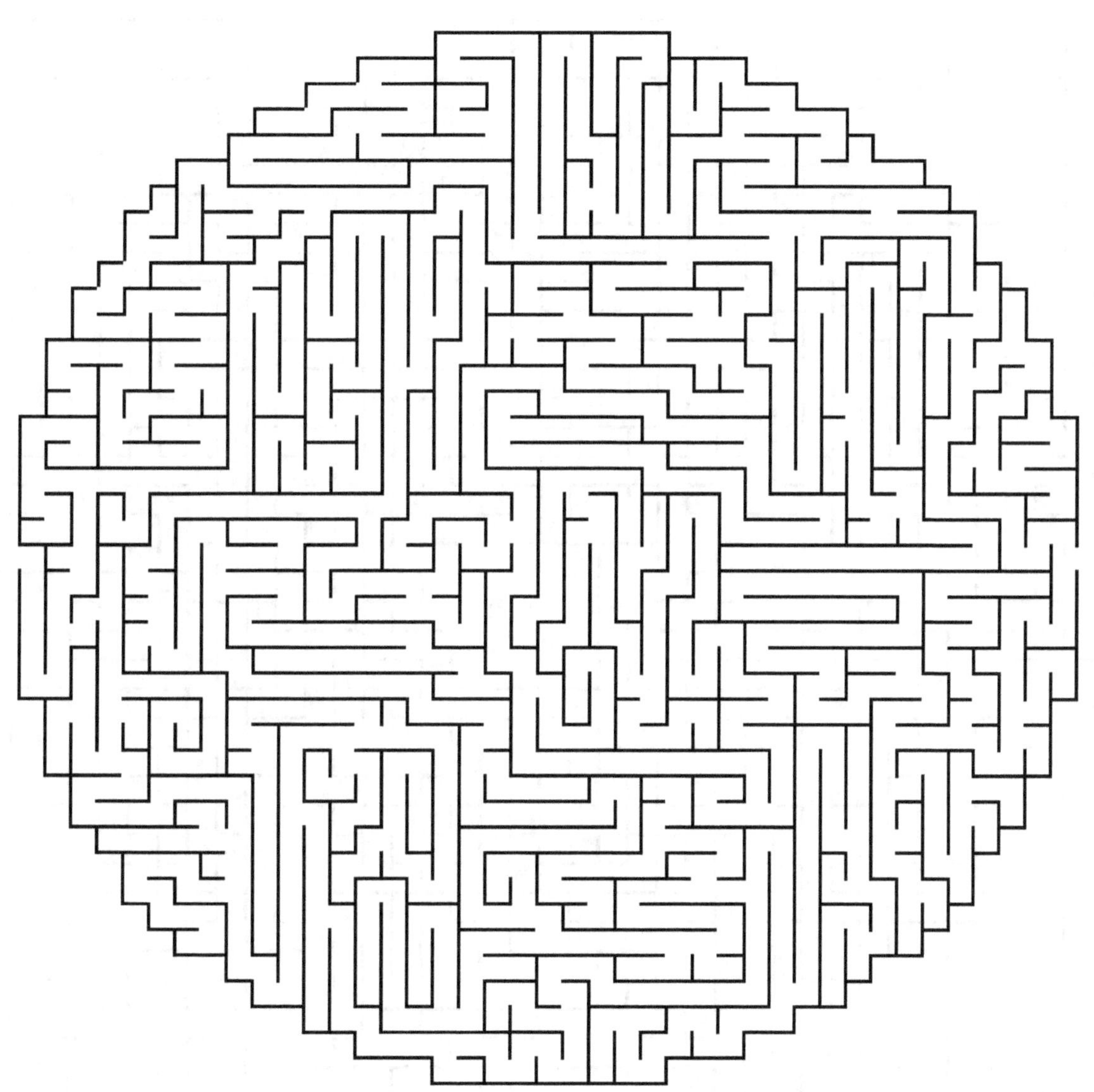

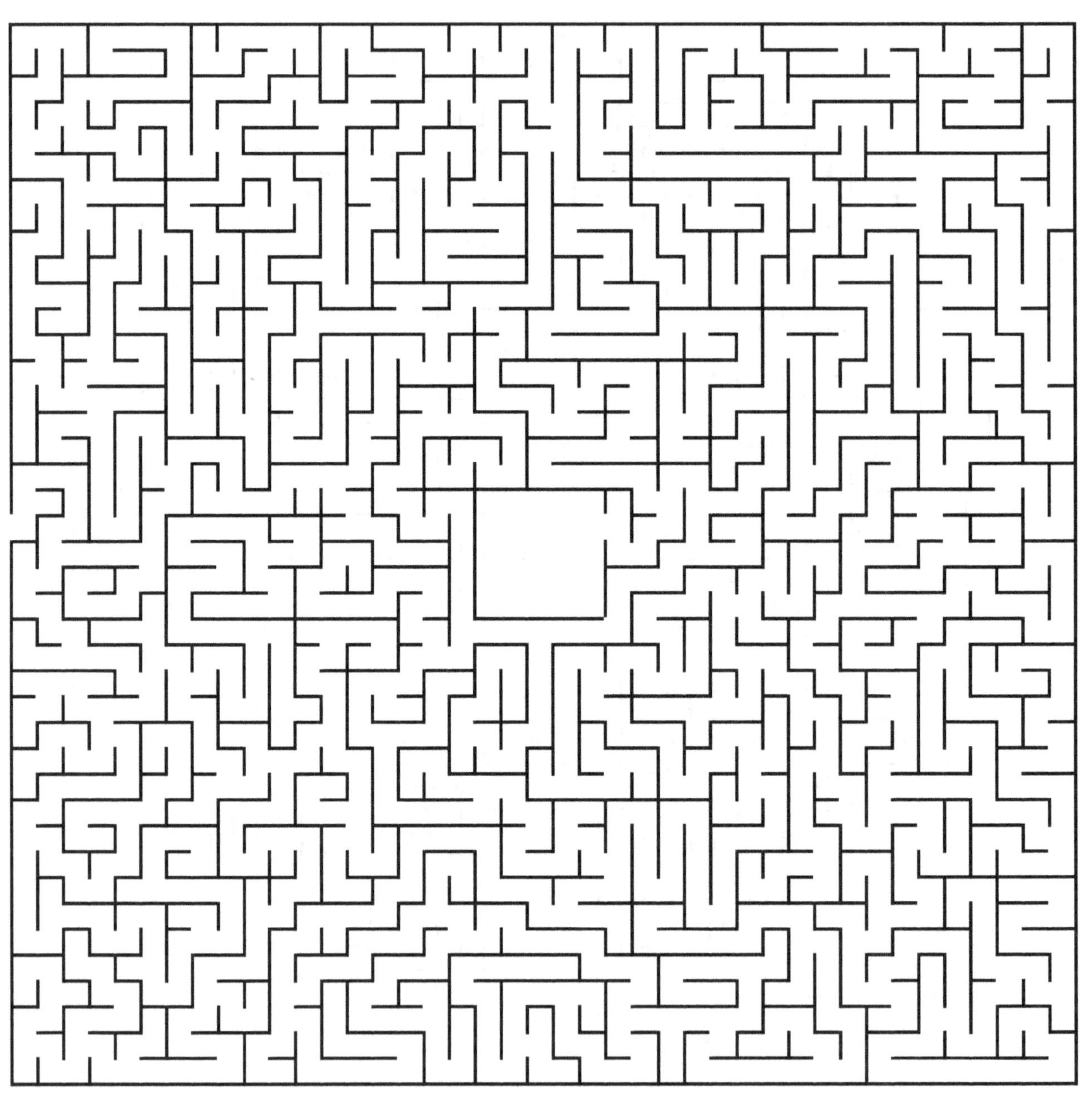

Y J T G X Y D V Y G M T S K X Y
O Y T N N N A L P U L I Y L R T
U T R E E I P W L Y M G L X B X
R S A T S M N T A I R G L L Z D
S I D B I T T I L W O W O L O F
E M I S A M V A A P T L R X G D
L P T M R N R D E R W E Y B V X
F L I V Y O K D A R T L F L V R
S E O D O B H V V R T S B A B Y
I L N F U I E T E N F Q E R Z D
N P A D N L C A U S Q E Y X W L
C I L R G N T E F A R Y K W T B
E K M T Q P M S X T V N L Q Z R

simple	young	yourself
tree	travel	since
voice	treat	traditional
similar	training	test
tend	treatment	simply

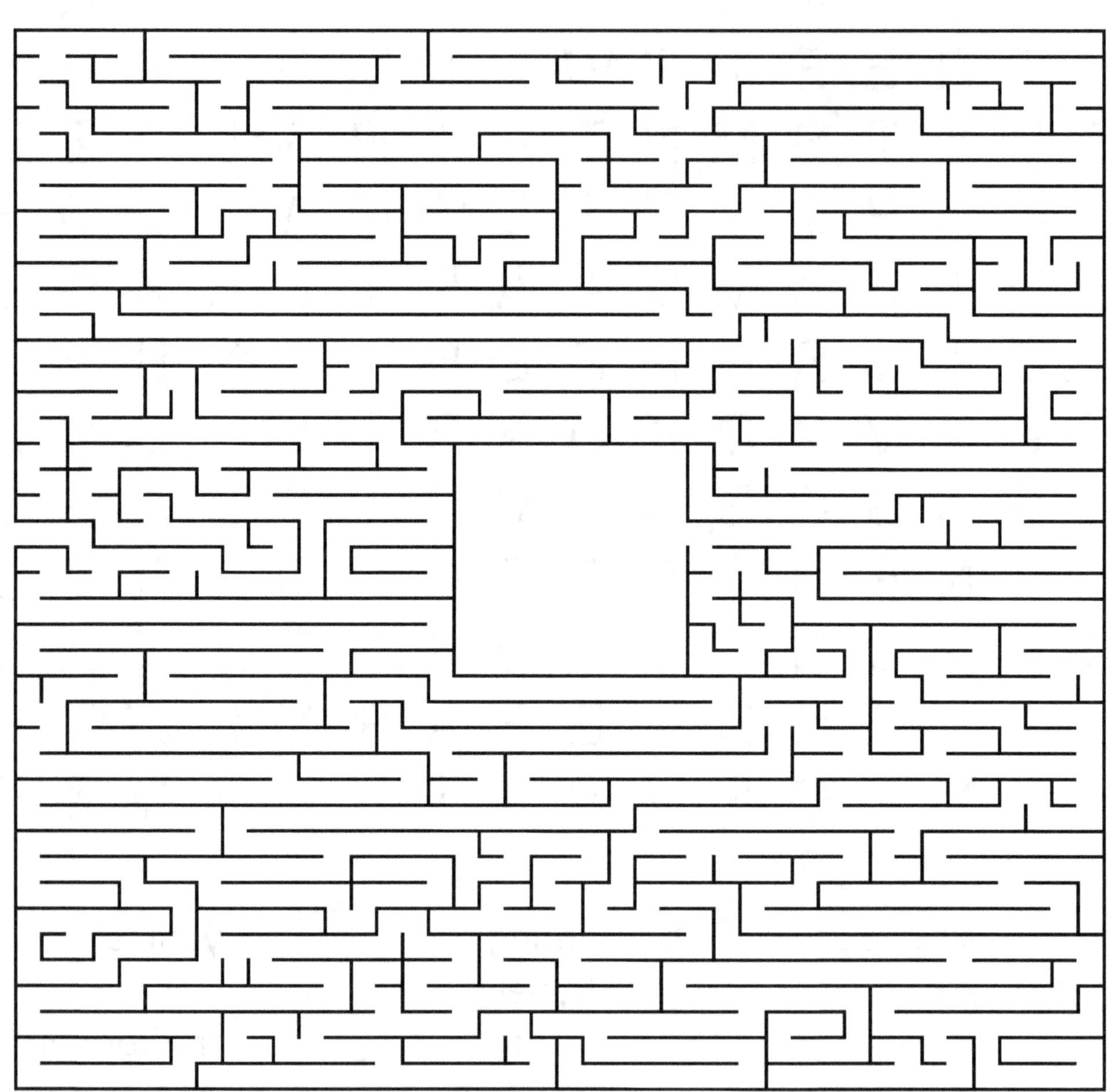

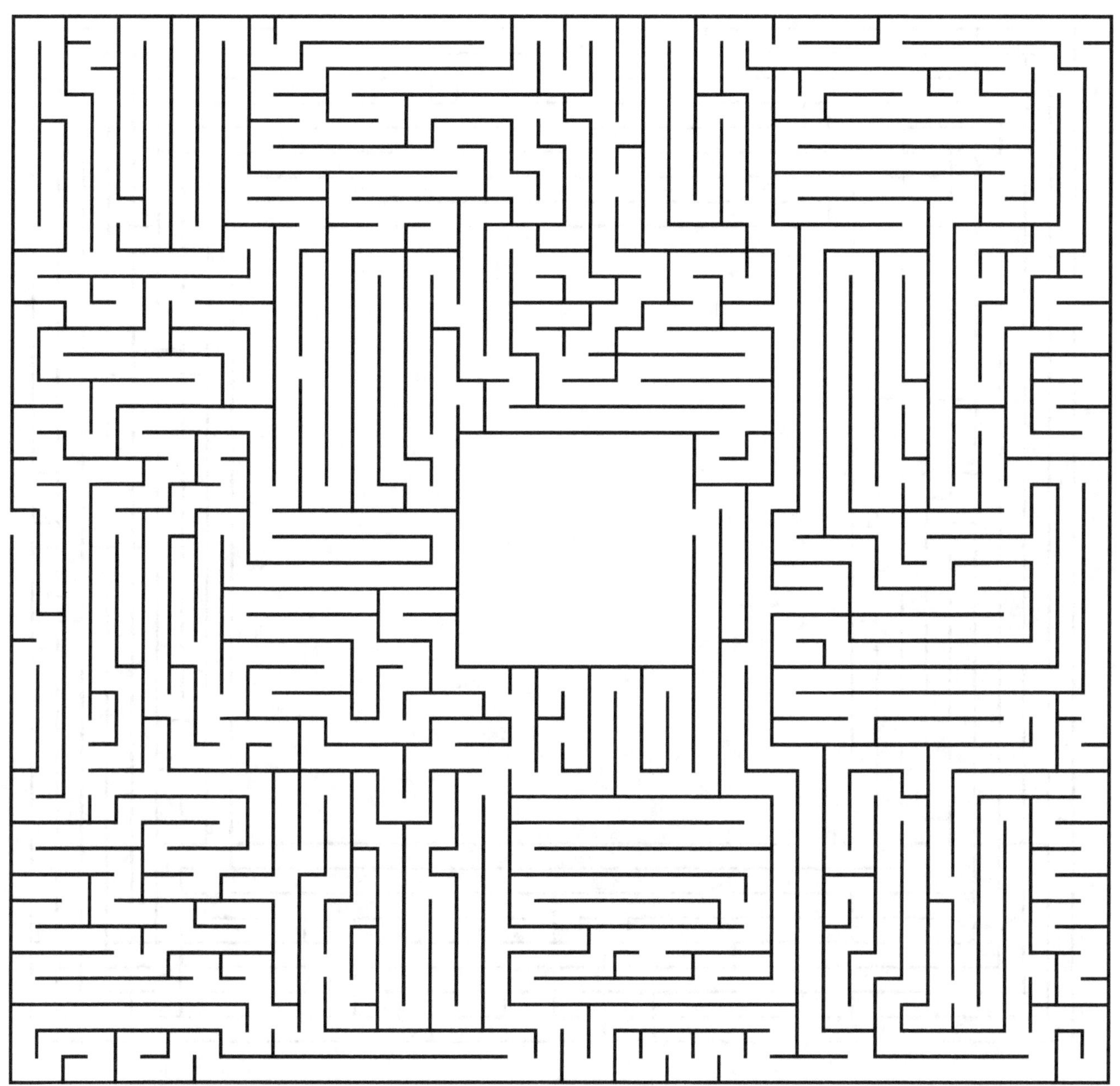

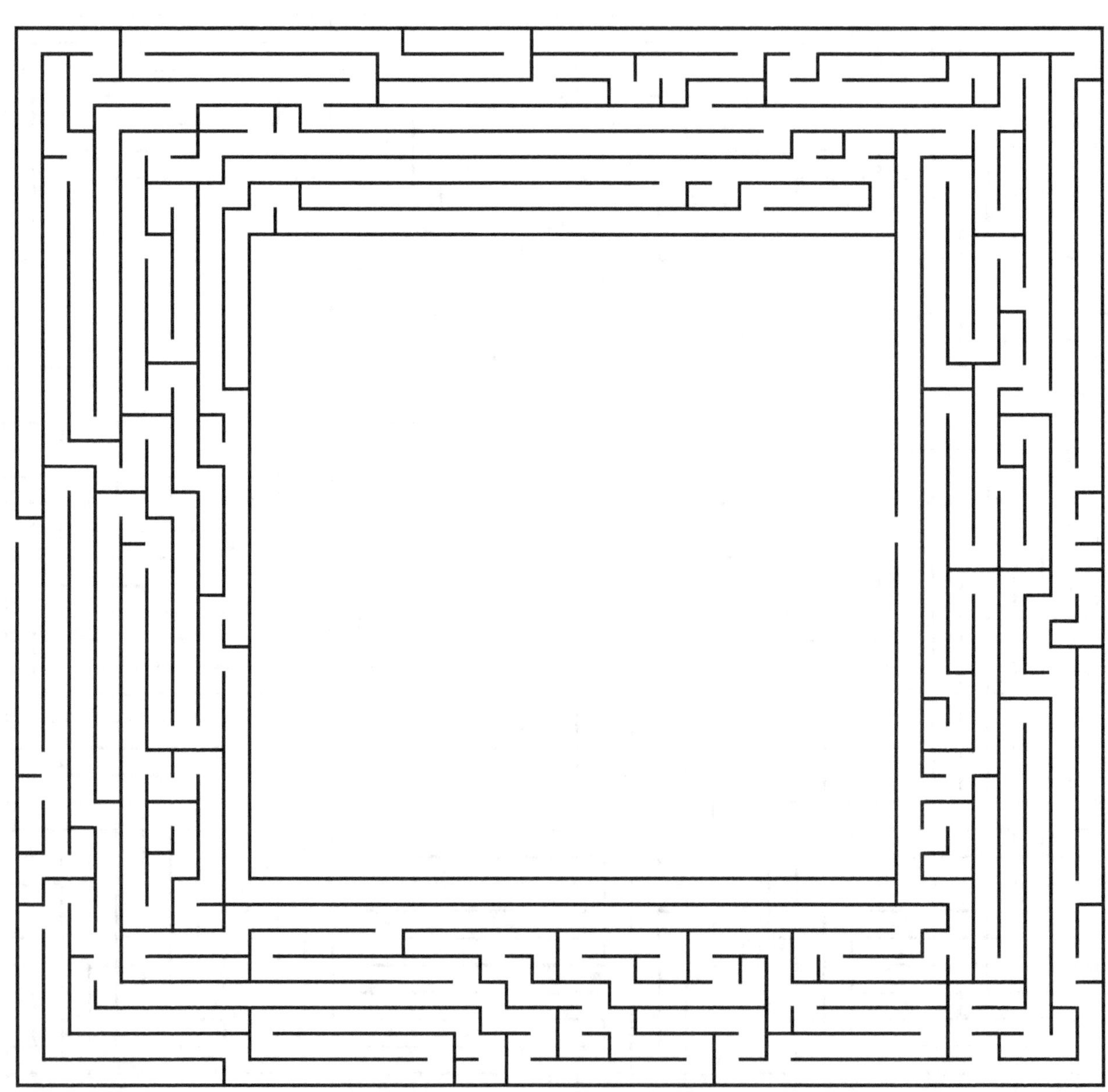

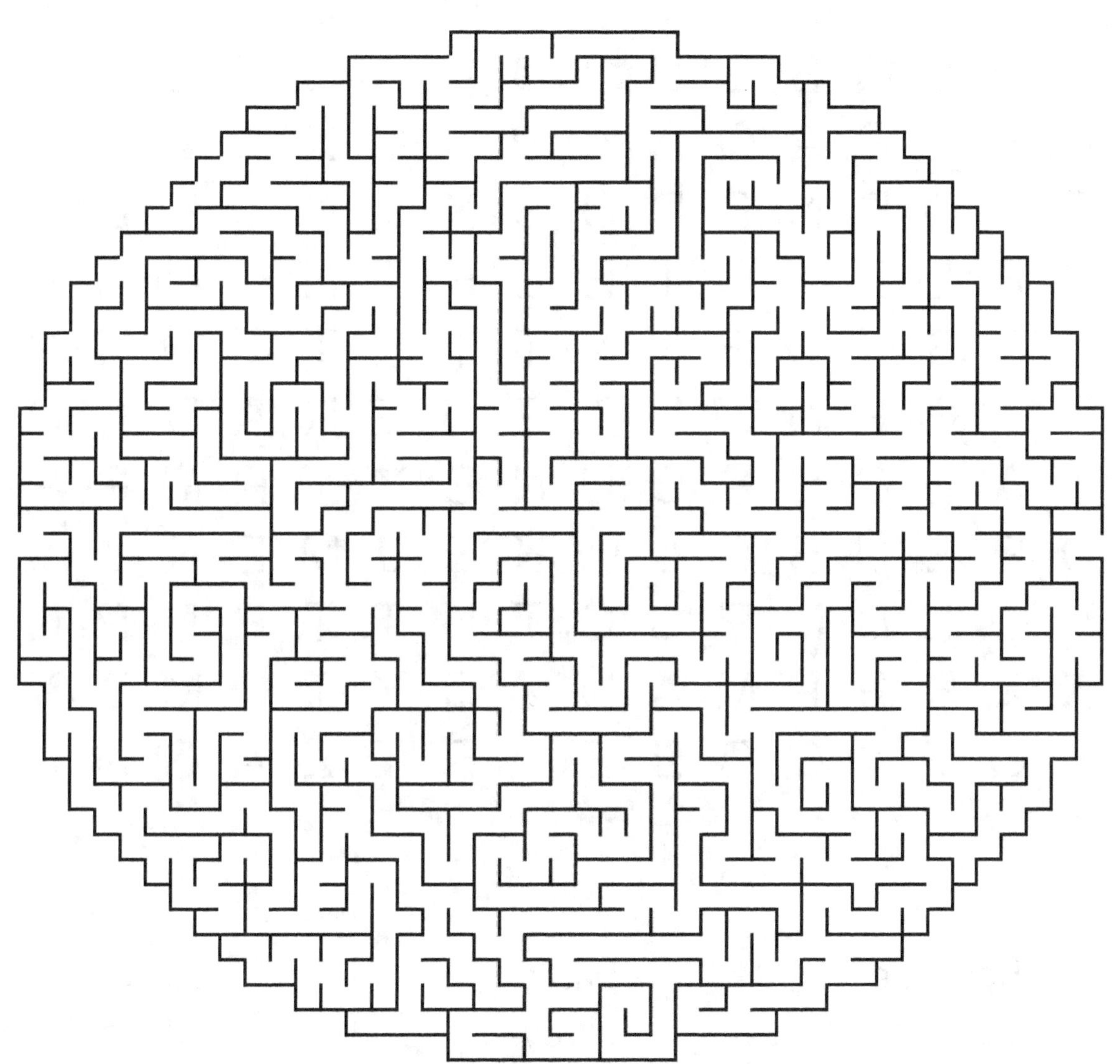

Y A R G M M P Z W A E X Y Y L L Q
T V Y O B Q M J V S N P M B W D R
I O D K H Y M A A L Q B E E B N V
R I N T W T I B Y M X C Y A B P M
O D L Q B L U B D A A B N E Y Y Q
H F L P A Q A A U U V K A L R L Z
T Y O B N B D D S X Q U I E N O
U F L L T O I E L R T N T N A L Z
A E S J O E I Y T I E T T W N N D
T T R F N W P T F N E R A D F D R
I A L C S R O U N B Y Y R M P P M
D P E U B F L W K E J M E R Y Y R
V Q L B M P S C T N T T P B P N Z
K X R E P M A D Z D Y T Q M Y X W
B Q Y Y Q B Z Z Y R T Z A G N B Q

because	bank	back
authority	away	available
better	baby	base
attention	author	avoid
beautiful	beat	audience

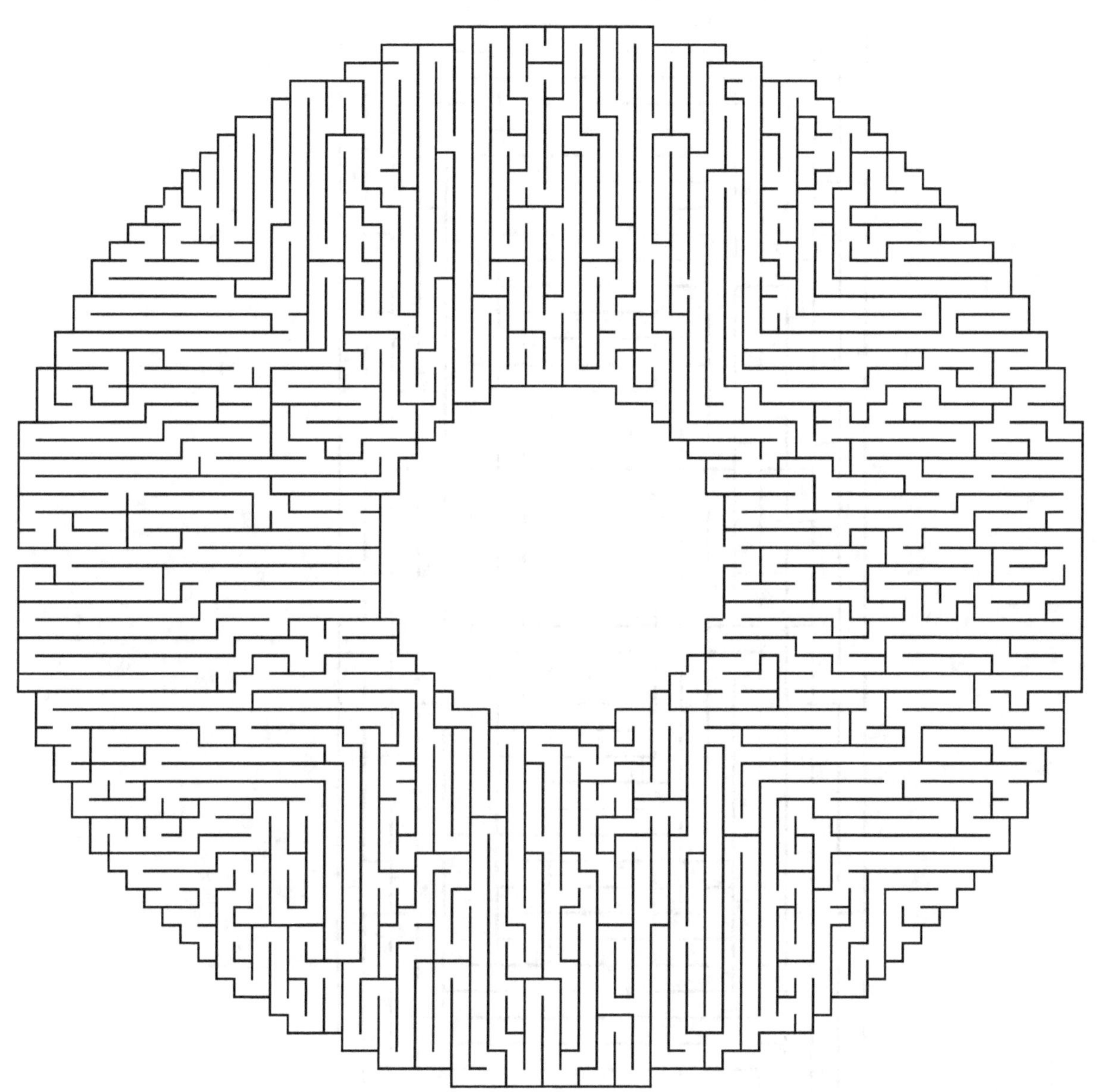

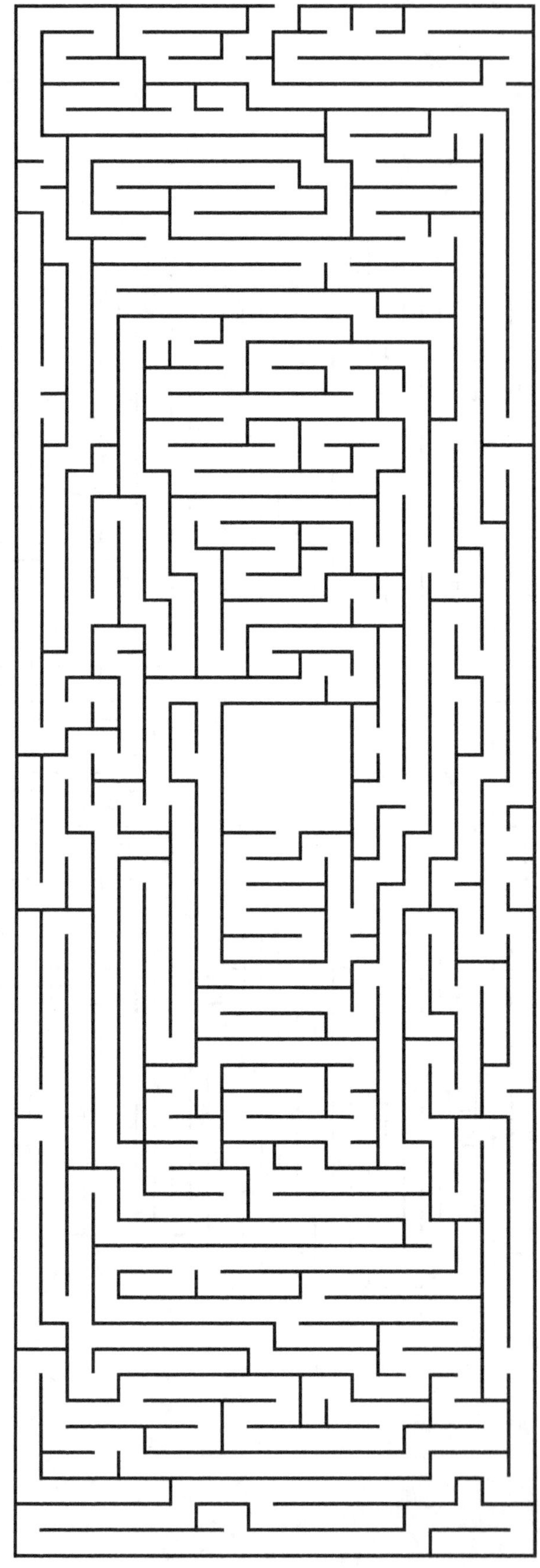

T Q D B R W Q R N N J R N K G V Q R V D V
L D T Y P W N B O R E P R E S E N T L L Y
U L J M Y Z Y K I B E C A U S E L Y B A B
M N B B S I G N T G K M W Z K D W L P G M
L L K N X V M P N T Z X L T X L L K E G T
R Y N Z M G Y Y E K N O I S I V E L E T S
M N Y R T W B L T V Y A Q K R T Q D W U N
Y T N L Z Z M B T Q K J C E P Z I O O I Y
Y T I R O H T U A P X B B I N S W I A W A
T E C H N O L O G Y Q M Y B F O G M D U M
R E T T E B X R A G E D E T L I E B T T E
E G V T B V K W L M D A E O L R N H A L L
M D R L B B A R E D U S F E Q Q O G P N L
O N F Y S J M R E T T T R R N R X I I Z K
V B E D M H Q S I D L T T T R R T M Y S T
E W X L R T O F F Q L R Y M D D L N D Q N
W Y J T M L U W T S O U Z L R Y Y J N Y L
K G L R T L D K T P F G O R N N L X L L D
N J M B T Y N V E B T S N H N N V T D R Y
R P L L L T L R L L P L F P S Y G L B L M

report	test	side
religious	tell	shoulder
remain	remember	show
television	sign	technology
represent	remove	significant

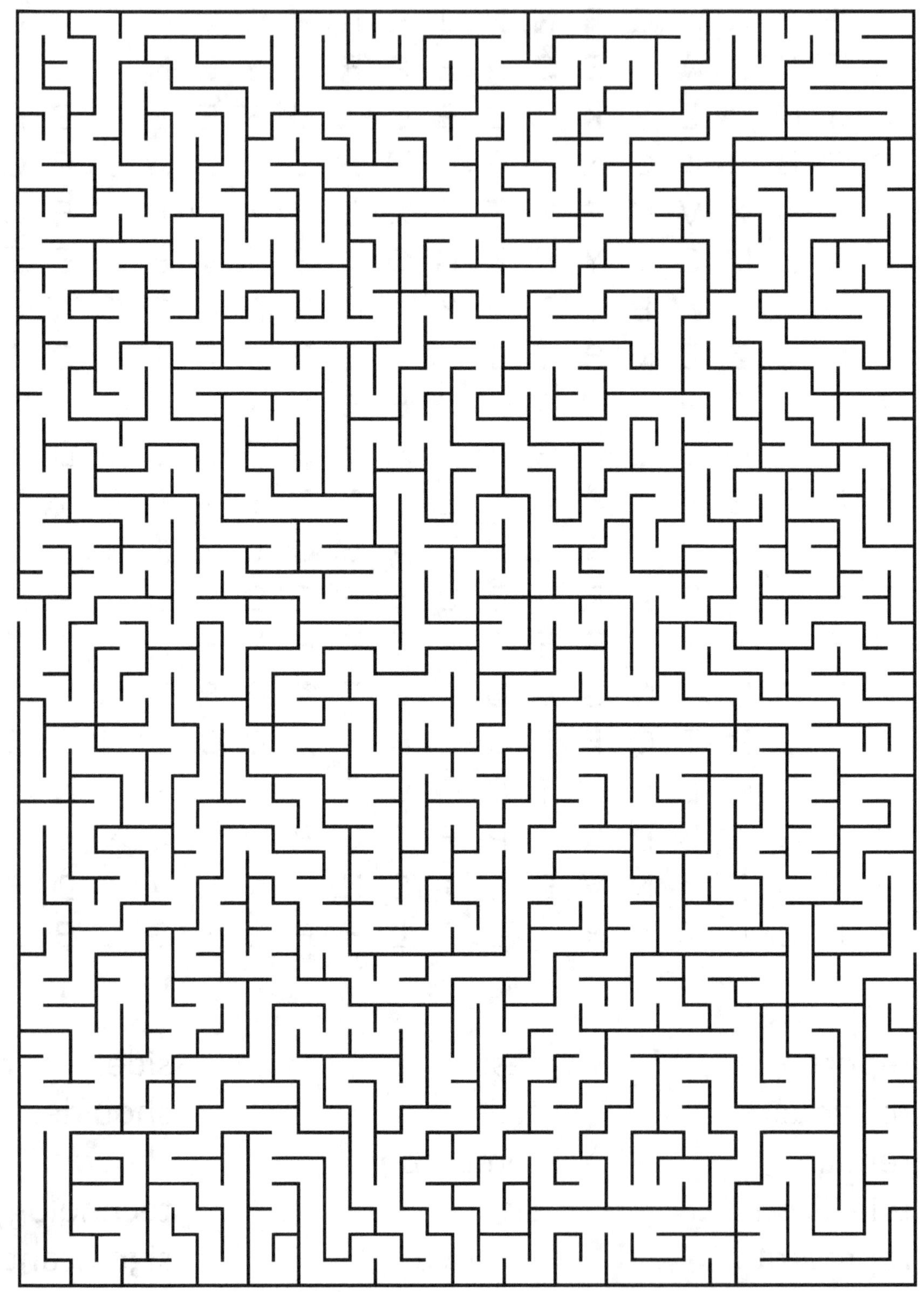

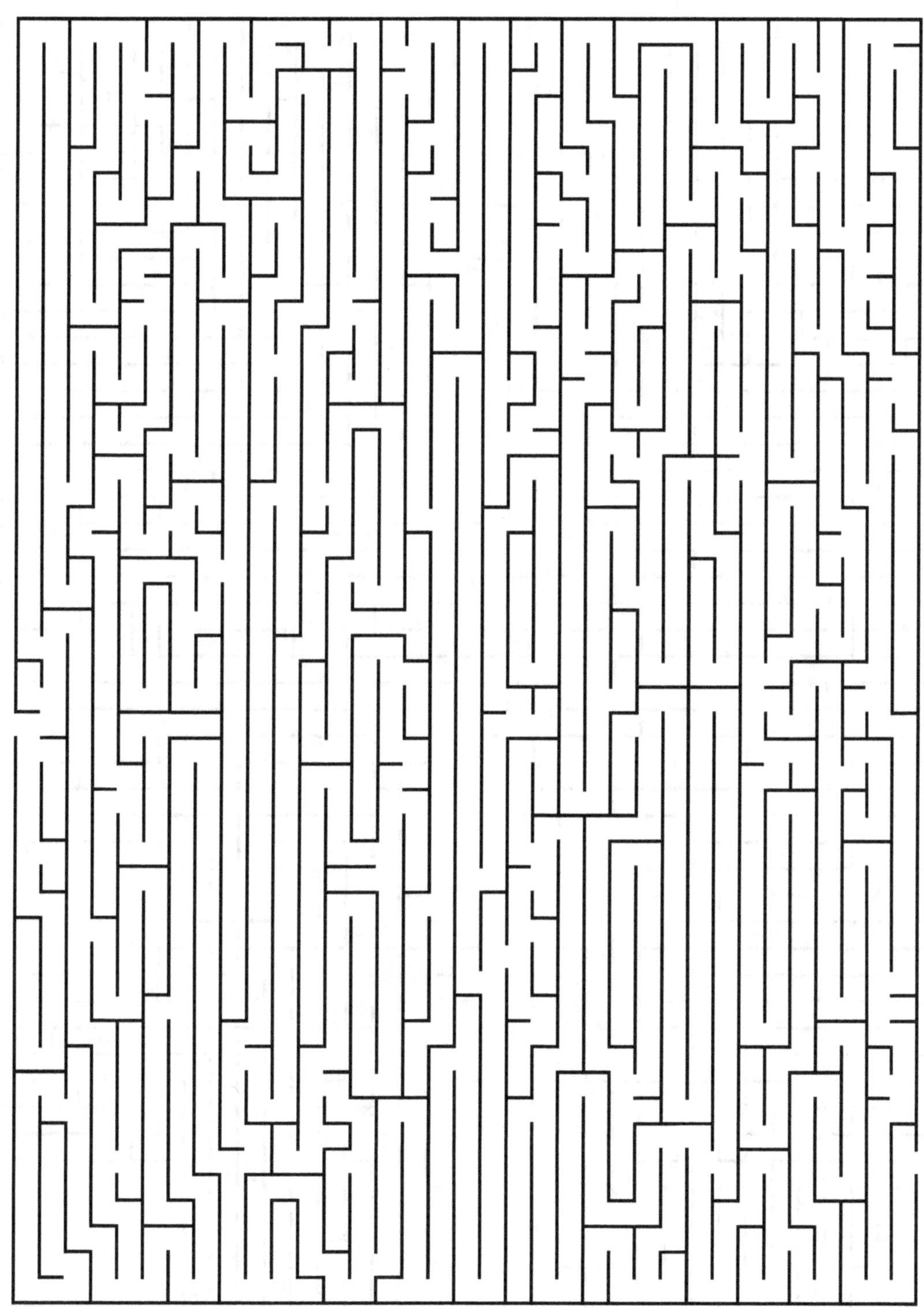

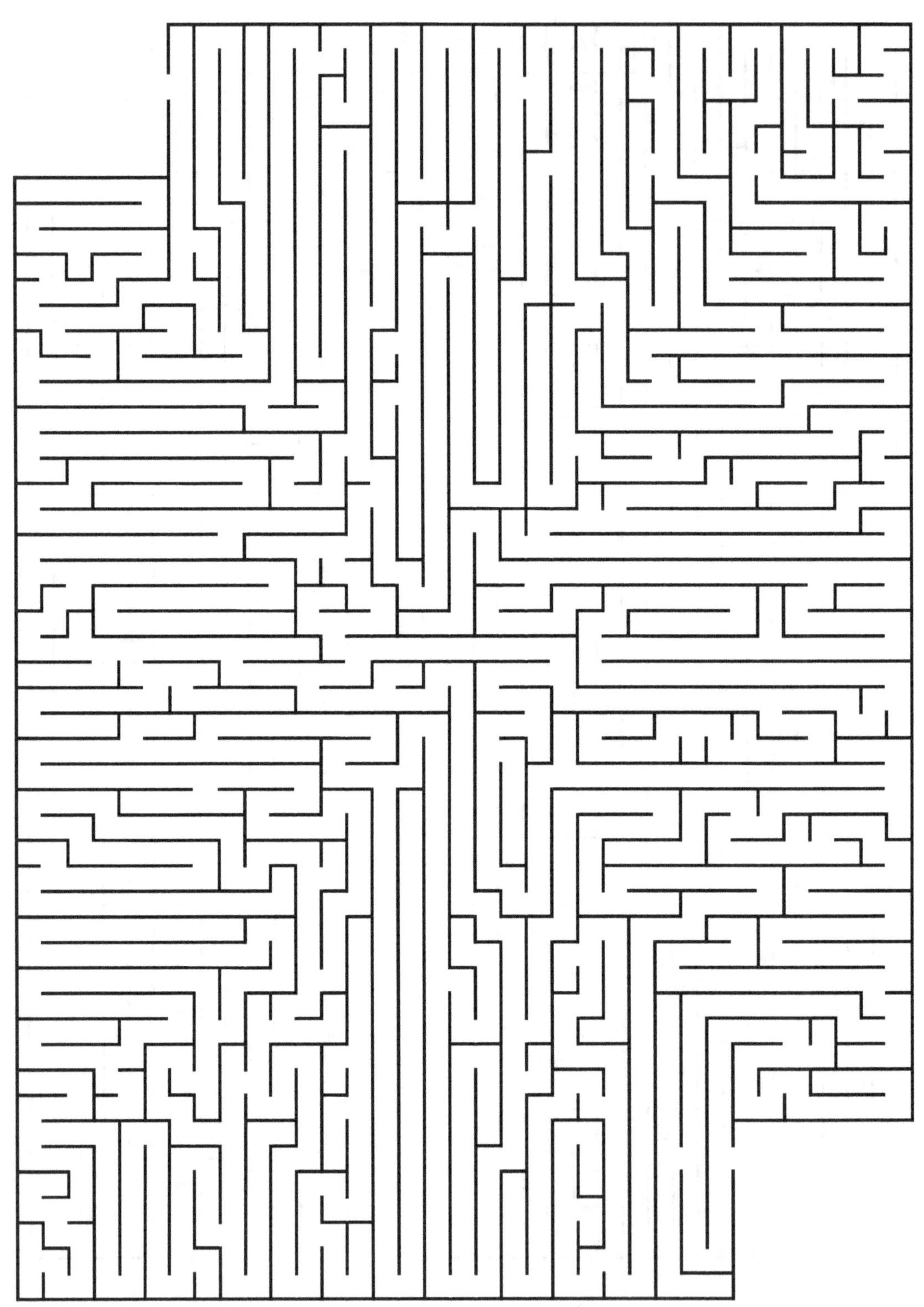

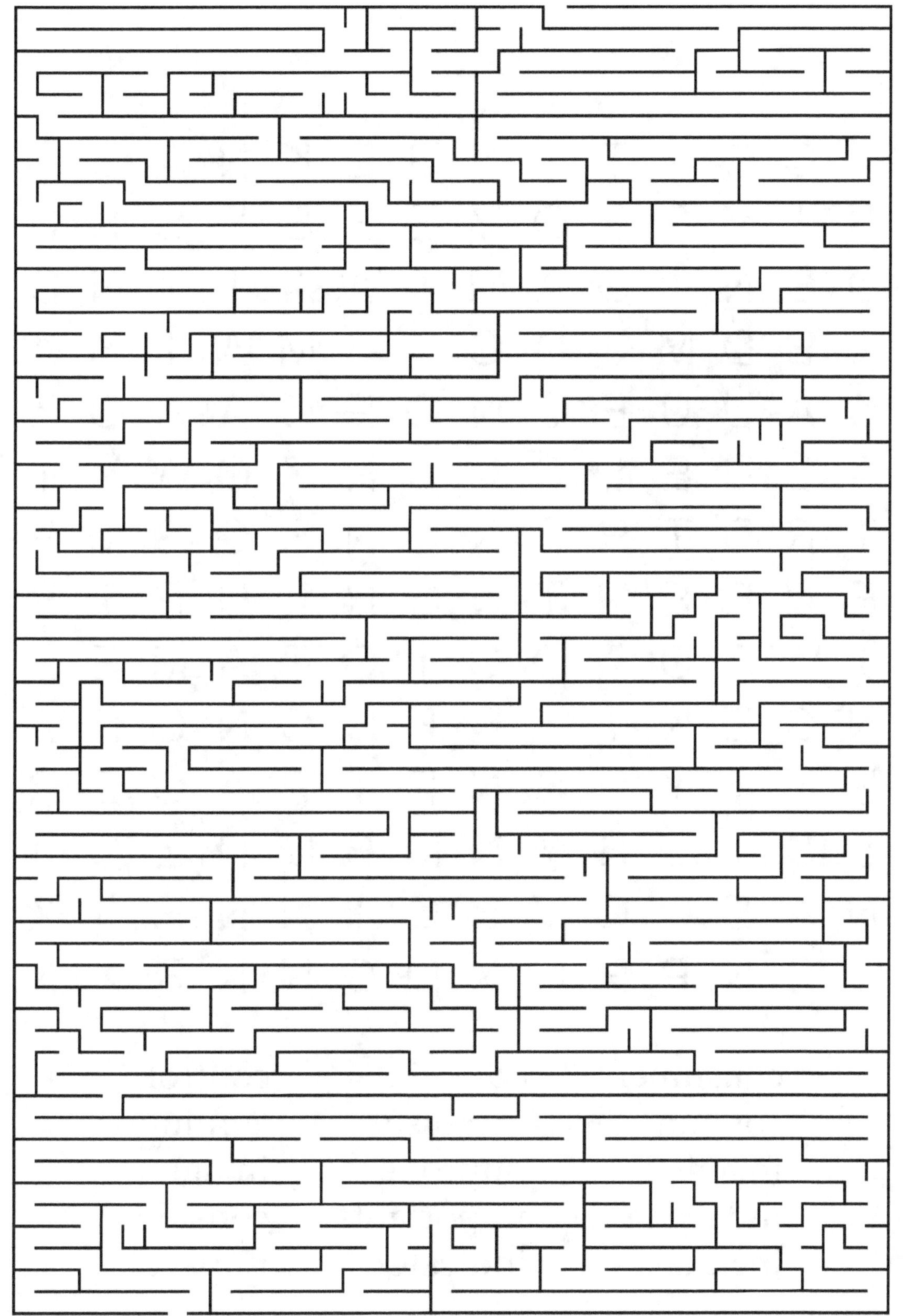

I C O N T I N U E K N A B W
N I M P R O V E F S F S F S
D E N I G A M I W A I Y N D
I B D M J D C I B M W I Y W
C A U U E J N O P C A A O Z
A L U E L C L O N T O W Y I
T R D T R C R O N S O S M P
E N E E H T N O R L U P T B
I W A D A O C I O T A M E R
N S E N I I R F D C N G E W
E Y T Y P S N P T F A O Z R
L B T L B Y N M B M D Z C J
N A E Q G V B O I N N R J X
J B K P R G X Q C N K R X X

consumer	cost	control
contain	increase	continue
imagine	improve	image
indeed	important	consider
include	indicate	impact

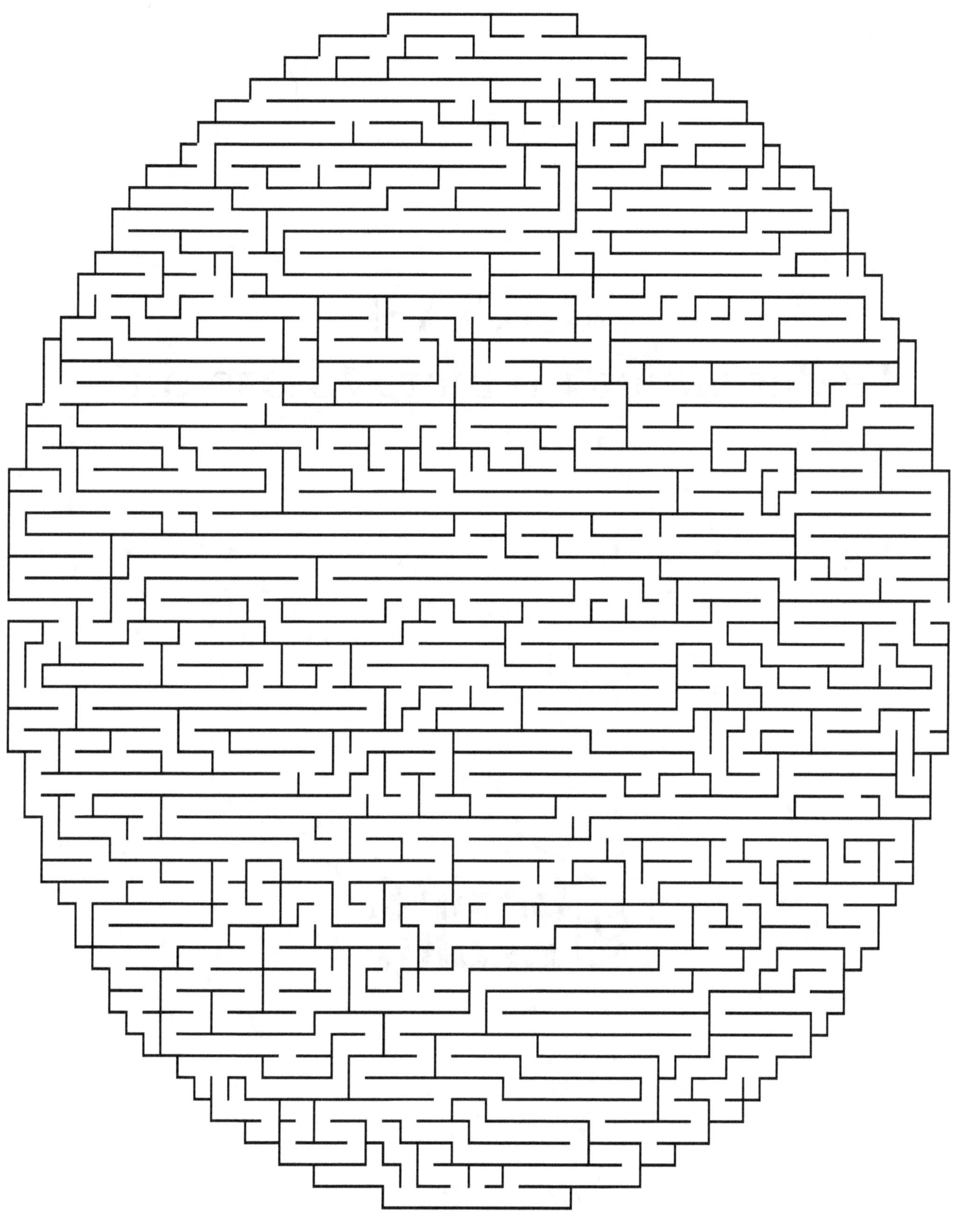

GRACIAS!
Te deseamos un maravilloso dia.

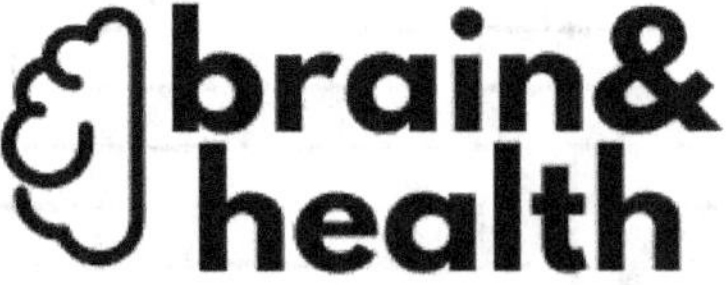